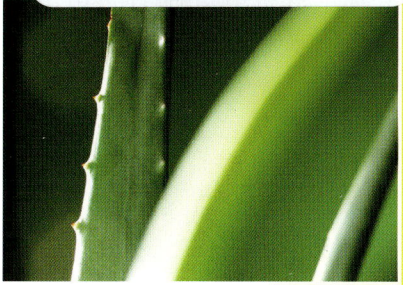

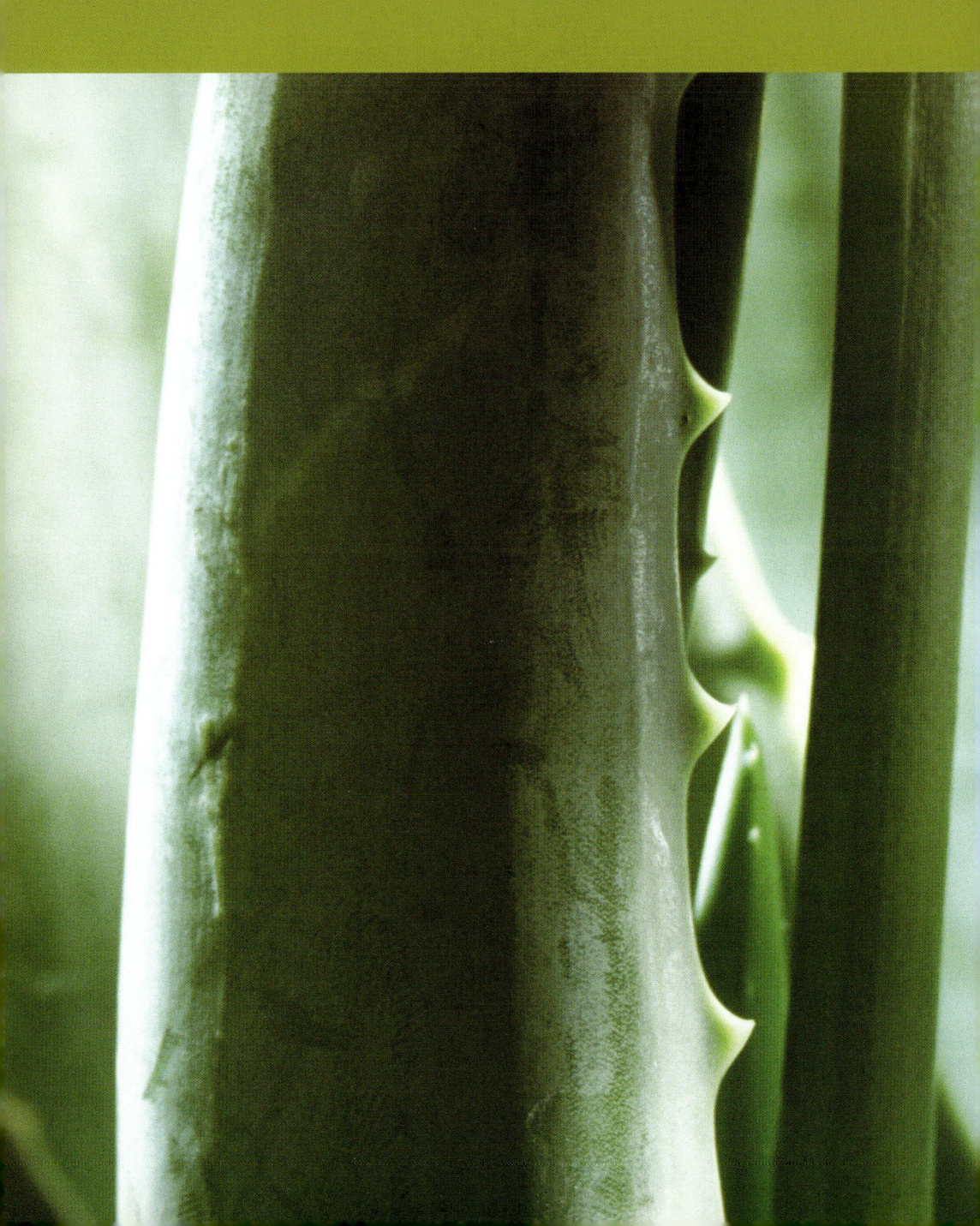

Jutta Oppermann / Michaela Krenz

Aloe Vera

Was die Pflanze wirklich kann

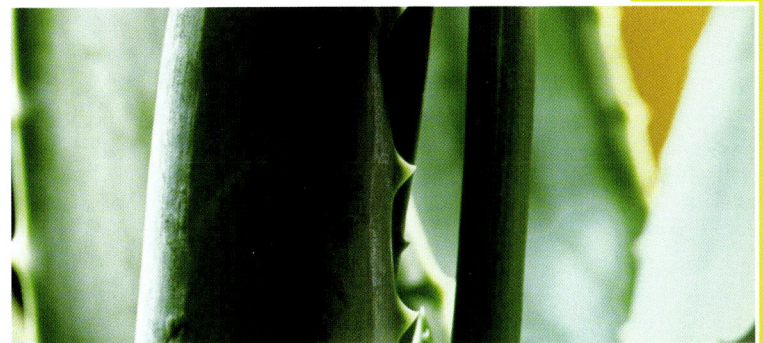

LEBENSBAUM VERLAG

Copyright © 2004 by LebensBaum Verlag in
J. Kamphausen Verlag & Distribution GmbH
Postfach 101849, D-33518 Bielefeld

2. Auflage, 2004

Die Deutsche Bibliothek – CIP-Einheitsaufnahme

Oppermann, Jutta; Krenz, Michaela:
Aloe Vera- Was die Pflanze wirklich kann;
Jutta Oppermann, Michaela Krenz –
1. Aufl. – Bielefeld: J. Kamphausen GmbH, 2004
ISBN 3-928430-34-3

Lektorat: Dr. Anja Schemionek
Gesamtgestaltung: Matrix Typographie & Gestaltung,
Christina Modi & Maren Orlowski, Hamburg
Illustration Seite 45: Heidrun Bonnet
Druck: Lindauer Druckerei Eschbaumer GmbH & Co.,
Lindau

Bildnachweis

Archiv für Kunst und Geschichte: 11; Sven
Gellert: 15, 39, 40, 43, 44, 54, 76, 76/77,
78, 79, 80, 81, 83, 104; Stefanie Hammer:
99; Alexander Haselhoff: 1–3, 5, 6, 8, 11,
12, 14, 16–18, 28/29, 30/31, 32/33, 35,
38, 48, 50, 54/55, 55, 56, 59-61, 64, 77,
82, 82/83, 84/85, 86-90, 93, 94, 97–101,
105–107, 110; Susanne Kreher: 95, 103;
Michaela Krenz: 108; Matrix, Typographie
& Gestaltung: 59.
Fotomontagen mit Bildern von Alexander
Haselhoff von Matrix, Typographie &
Gestaltung: 14, 30/31, 38, 110

Hinweis für Leserinnen und Leser

Die Autorinnen haben bei der Erstellung dieses Buches mit Sorgfalt recherchiert und nur seriöse Quellen herangezogen. Die Informationen stützen sich auf Fachliteratur, Studien und die Aussagen anerkannter Wissenschaftler. Dennoch können Verlag und Autorinnen keinerlei Haftung für etwaige Personen-, Sach- und Vermögensschäden übernehmen, die sich aus der praktischen Umsetzung der in diesem Buch vorgestellten Anwendungen ergeben.

Jeder Leser sollte in eigener Verantwortung entscheiden, wie er mit den Informationen dieses Buches umgeht. Nehmen Sie die Warnungen im Text ernst und versuchen Sie auf keinen Fall, schwerwiegende Erkrankungen und insbesondere neu auftretende, unklare Symptome selbst zu behandeln. Lediglich auf der Grundlage einer genauen Diagnose, die nur ein erfahrener Arzt oder Heilpraktiker stellen kann, können Beschwerden erfolgreich therapiert werden.

Inhalt

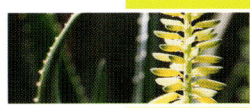
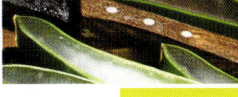
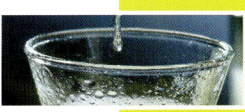

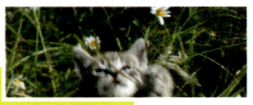

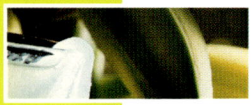

Vorwort

Sicherlich kennen Sie das: Bereits mittags sind Sie völlig ausgepowert, Sie fühlen sich ständig überfordert. Sie schlafen schlecht und warten sehnsuchtsvoll auf das Wochenende, um endlich neue Kräfte zu sammeln. Noch besser wäre ein Urlaub. Meist ebbt die frisch getankte Energie allerdings schnell wieder ab. Hören Sie auf diese Signale Ihres Körpers! Später wird er sich vehementer zu Wort melden. Mit Allergien, Darmerkrankungen oder Herz-Kreislauf-Beschwerden sagt Ihr Organismus dann ganz deutlich: Schluss!!! Gönnen Sie Ihrem Körper schon jetzt weniger Stress, mehr Bewegung und eine gute Ernährung, damit es gar nicht zum Äußersten kommt.

Eine wunderbare und abwechslungsreiche Unterstützung liefert Ihnen die Natur: Das frische Gel aus dem Inneren von Aloe-Vera-Blättern ist Kraftpaket und Nährstoffspender der besonderen Art und weit mehr als ein Schönheitselixier, wie es landläufig heißt. Wer es täglich genießt, bedient sich eines hochwertigen Nahrungsmittels, das die Selbstheilungskräfte des Körpers stärkt und die Regeneration fördert. Die Schönheit kommt dann fast wie von selbst — von innen.

Dieses Buch ist ein Plädoyer für eine der eindrucksvollsten Heilpflanzen der Welt. Es informiert über die neuesten wissenschaftlichen Erkenntnisse zum Einsatz der Aloe Vera bei Mensch und Tier, und Sie erfahren in vielen Rezepten, wie vielseitig und lecker sich die Aloe anwenden lässt. Probieren Sie es aus!

Viel Freude beim Lesen und Gesundheit wünscht Ihnen
Jutta Oppermann

ALOE VERA

4000 Jahre für Gesundheit und Schönheit

Durch fast alle Kulturkreise und über alle Kontinente hinweg wurde die Aloe mit wohlklingenden Namen geschmückt: Die Mayas sahen in ihr die »Quelle der ewigen Jugend«, afrikanische Nomaden bezeichneten sie als »Lilie der Wüste«. Heute wird sie fast überall auf der Welt »Königin der Heilpflanzen« genannt. Wegen ihrer außergewöhnlichen Heilkräfte erhielt die Aloe auch eine Vielzahl überirdischer Attribute: Die Sumerer beispielsweise nahmen sie als »Geschenk der Götter« entgegen, den Ägyptern war ihr Saft dem »Blut der Götter« gleich und vom »Zauber des Himmels« sprachen die Indianer. Die Mohammedaner schließlich sahen in ihr weniger die Heilpflanze, vielmehr nutzten sie die Aloe als Glücksbringer, der das Böse abwehren sollte. Noch heute wird im arabischen Raum so manche Eingangstüre mit einer Aloe-Pflanze geschmückt.

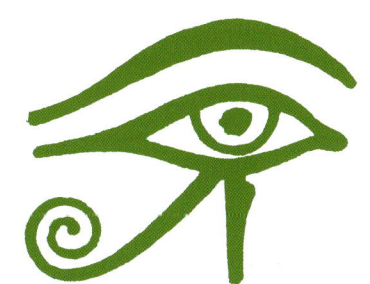

Die Geschichte der Königin unter den Heilpflanzen

Erste schriftliche Zeugnisse von der Heilkraft der Aloe liefern sumerische Tontafeln, die vor etwa 4000 Jahren entstanden sind. Sie wurden in der Nähe der Stadt Nippur im Irak gefunden und im Jahre 1953 entziffert. Detaillierte Angaben über medizinische Rezepturen finden sich erst ein paar Jahrhunderte später im so genannten »Papyrus Ebers«, einem aus dem letzten Viertel des 16. Jahrhunderts vor

Christus stammenden, alten ägyptischen Schriftstück. Sein Name geht auf den Leipziger Professor Georg Ebers zurück, der das Dokument im 19. Jahrhundert entdeckte. 1872 erwarb die Universität Leipzig dieses einmalige Zeugnis von der Arzneimittellehre der alten Ägypter und noch heute ist es in ihrem Besitz.

Symbol der Unsterblichkeit

Bereits die sagenumwobenen altägyptischen Schönheiten, die Königinnen Nofretete und Kleopatra, pflegten ihre Körper mit den Wirkstoffen frisch geernteter Aloe-Blätter. Vor mehreren Jahrtausenden verewigten die Ägypter die Pflanze als Zeichnungen auf Tempelmauern und in den Grabstätten der Pharaonen. Sie balsamierten ihre Toten unter anderem mit Myrrhe und dem Saft der Aloe ein. Diese Verwendung war wohl auch ein Grund dafür, in ihr eine »Pflanze der Unsterblichkeit« zu sehen und daran zu glauben, dass sie jugendliches Aussehen und ein langes Leben schenkt.

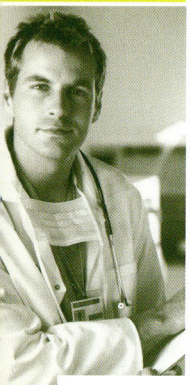

»Der Arzt hilft, aber die Natur heilt.«
Hippokrates

Die Kunde von der Gesundheit und Schönheit spendenden Pflanze breitete sich von Ägypten bald nach Griechenland aus. Und so war es der Arzt Hippokrates (460–375 vor Christus), der »Vater der modernen Medizin«, der die Griechen von den heilenden Eigenschaften der Aloe überzeugte. Er verabreichte sie erfolgreich gegen Geschwüre, Haarausfall und Magen-Darm-Beschwerden. Im ersten Jahrhundert nach Christus geriet Dioskurides, ein Naturforscher und berühmter Arzt aus Kaiser Neros Armee, über die Heilpflanze vollends in Verzückung: Er hielt ihre Wirkung in seinen Arzneimittel-Lehrbüchern gegen sage und schreibe 800 verschiedene Krankheitsbilder fest. Nicht ganz so viel traute Hildegard von Bingen (1098–1179) der Aloe zu. Die Äbtissin und Naturheilkundlerin empfahl sie gegen Magenprobleme, Gelbsucht, eitrige Geschwüre, Migräne, Schüttelfrost und Zahnfäule.

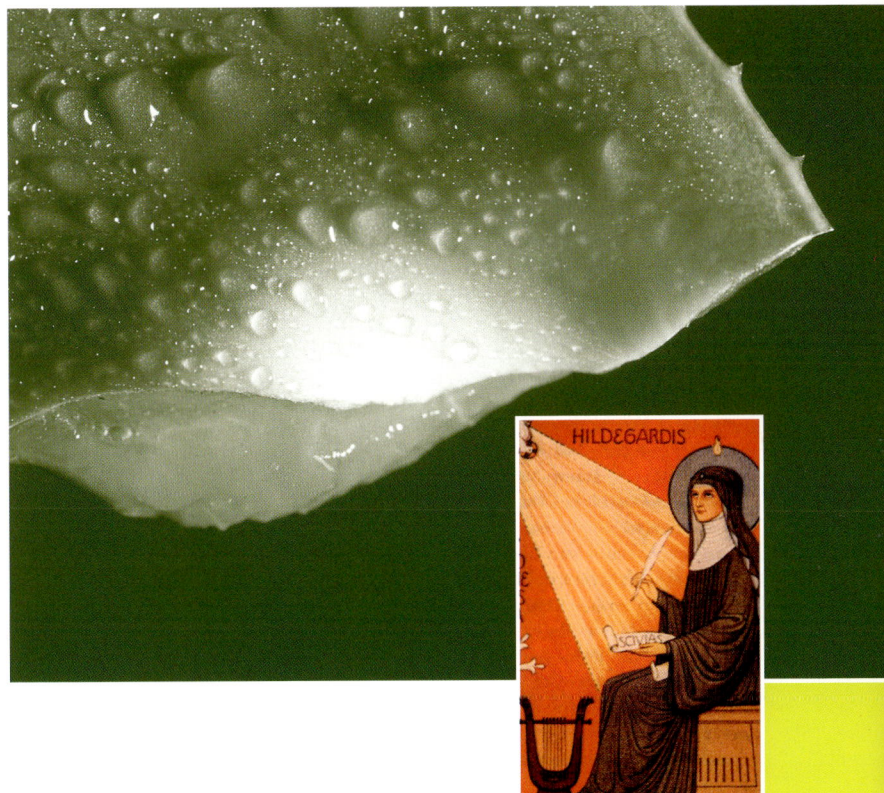

Den »Arzt im Topf« immer dabei

Auch für diverse Eroberungen und Expeditionen hatte die Heilpflanze Aloe Bedeutung. So ist überliefert, dass der griechische Philosoph Aristoteles dem Herrscher und Feldherrn Alexander dem Großen im vierten Jahrhundert vor Christus geraten hat, Sokotra zu erobern. Auf dieser Insel, die vor der Nordostspitze Somalias liegt und heute zum Jemen gehört, wurde die Aloe damals im großen Stil angebaut und in andere Länder verkauft. Alexander dem Großen sollte sie nach der Eroberung auf seinen zukünftigen Feldzügen als Arznei für seine Krieger dienen.

Im 12. Jahrhundert hat die Äbtissin und Naturheilkundlerin Hildegard von Bingen die Aloe Vera gegen eine Vielzahl von Gesundheitsbeschwerden, darunter Geschwüre und Migräne, empfohlen.

11

Viele Jahrhunderte später vermittelten die Chinesen dem venezianischen Kaufmann und Weltreisenden Marco Polo (1254–1324) ihr Wissen um die Heilkräfte der Aloe, die in China als Schönheitstrunk, Abführmittel und Arznei gegen Ekzeme und Entzündungen der Nasennebenhöhlen genutzt wurde und heute noch wird.

Der Weltumsegler und Abenteurer Christoph Kolumbus (1446–1506) schätzte das Potenzial der Aloe ebenfalls. Er brauchte auf Reisen keinen Mediziner aus Fleisch und Blut, sondern hatte seine Aloe als »Arzt im Topf« immer dabei. In die Geheimnisse der Pflanze eingeweiht wurde er von den Indianern Südamerikas. Sie zeigten ihm, auf welche Weise er mit der Wüstenlilie Gesundheitsprobleme wie Durchfall und Sonnenbrand kurieren konnte.

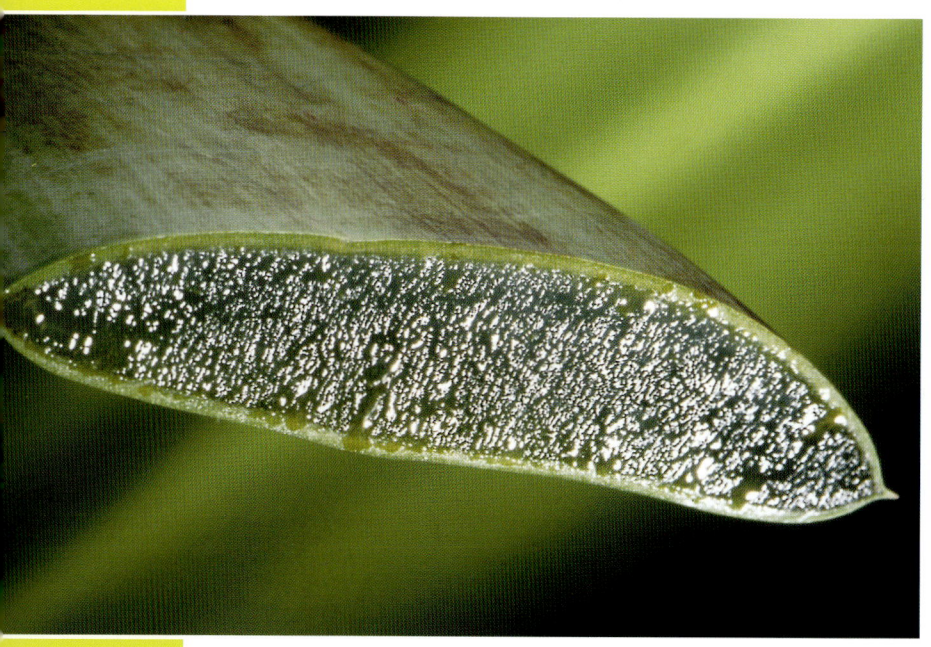

Die Aloe in der westlichen Welt heute

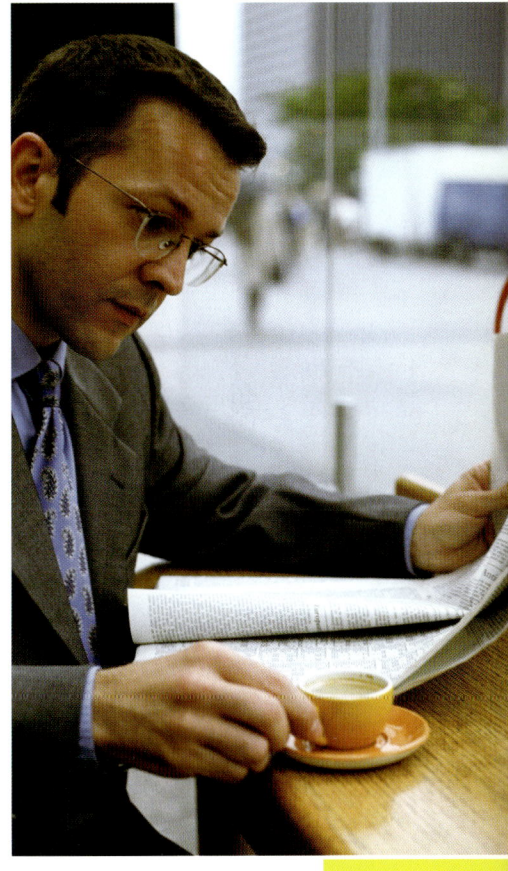

Im zwanzigsten Jahrhundert hat die Aloe Vera in der westlichen Welt vor allem aufgrund einer Eigenschaft Furore gemacht: US-amerikanische Ärzte behandelten Mitte der 30er Jahre Hautverbrennungen, die durch Röntgenbestrahlung aufgetreten waren, mit dem frischen Gel des Blattmarks der Aloe Vera. Die Symptome der Haut klangen, auf diese Weise behandelt, rasch ab. Während die Amerikaner die gesundheitsfördernden Wirkungen und Wirkmechanismen der Pflanze, die sie respektvoll »The silent healer« (Die stille Heilerin) nennen, in der Folgezeit gründlich erforschten und sie bei zahlreichen Krankheiten einsetzten, herrschte hier zu Lande noch weitgehend Skepsis. Das mag unter anderem daran gelegen haben, dass die Pflanze in großen Teilen Europas aufgrund der klimatischen Bedingungen nicht wächst. Sie war also nicht als Frischpflanze erhältlich – es sei denn, es wurden Exemplare im Blumentopf mitgebracht, was wohl selten geschah –, sondern musste als verarbeitetes Fertigprodukt von weit her importiert werden. Viele der extrem sauerstoff- und hitzeempfindlichen Wirkstoffe der Aloe Vera, die sich im Gel des Blattmarks befinden, gingen bei dieser Verarbeitung und während des langen Transports verloren. Erst als es in den 50er Jahren gelang, die gesundheitsfördernden Inhaltsstoffe des Gels schonend haltbar zu machen, konnten auch die Europäer in den Genuss der vollen Heilkraft dieser Pflanze kommen. Die Entwicklung einer

13

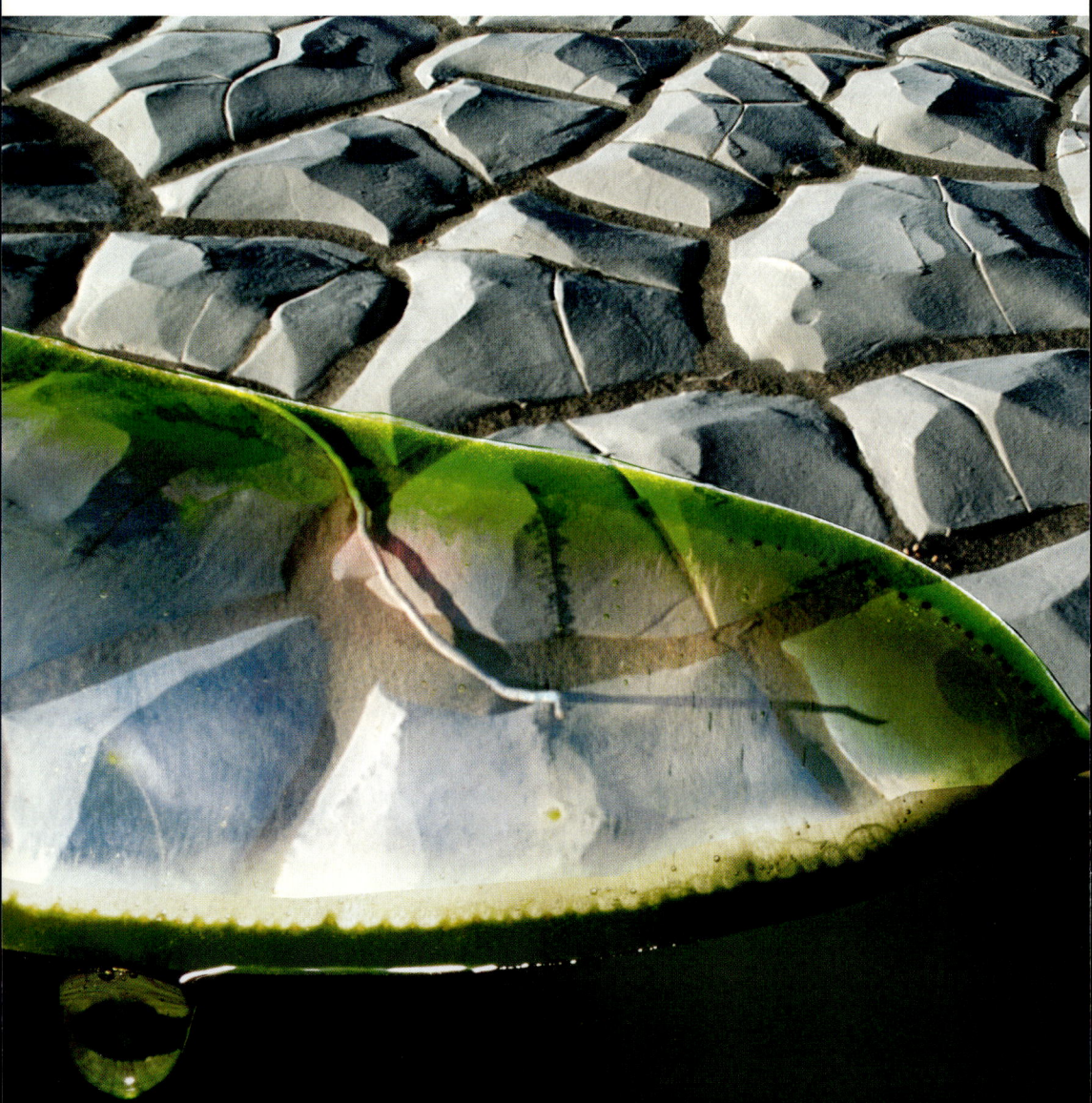

effektiven Konservierungsmethode war also ein Meilenstein auf dem Weg zur weltweiten Nutzung der Aloe Vera.

Die »echte« Aloe – ein Porträt

Obwohl die Aloe Vera eher einem Kaktus oder einer Agave ähnelt, zählt sie aus botanischer Sicht zur Familie der Liliengewächse. Sie ist damit eine Verwandte des Knoblauchs, der Zwiebel und des Spargels. Weltweit sind mehr als 300 Aloe-Arten bekannt. Betrachtet man die pflegenden und gesundheitsfördernden Wirkungen dieser Arten, ist die Aloe barbadensis Miller, auch Aloe Vera Linné (lateinisch: die wahre/echte Aloe) genannt, die Wirkungsvollste. Daneben verfügen vor allem die Aloe arborescens, Aloe capensis, Aloe ferox, Aloe saponaria und Aloe socotrina über ganz spezielle Heilwirkungen.

Aloe-Pflanzen gedeihen in tropischen und sub-tropischen Gebieten sowie auf Wüstenböden. Sie wachsen wild in Afrika, in Mittel- und Südamerika, im Süden der USA sowie im Mittelmeergebiet. In riesigen Farmen werden sie unter anderem in einigen Ländern Asiens, in Australien, Florida, Kalifornien, Texas, Kuba, Mexiko, Portugal und Spanien angebaut. Kälte liebt die Aloe gar nicht, und so wird sie dort, wo Frostgefahr besteht (zum Beispiel in Oklahoma), in riesigen Gewächshäusern kultiviert.

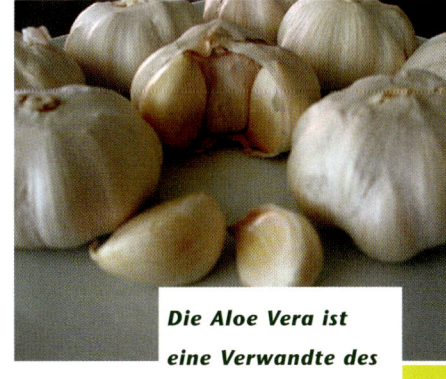

Die Aloe Vera ist eine Verwandte des Knoblauchs.

Überlebenskünstlerin

Als an trockenes und raues Wüstenklima angepasste Pflanze kann die Aloe Vera viele Monate ohne Regen auskommen. Diese Robustheit und Anpassungsfähig-

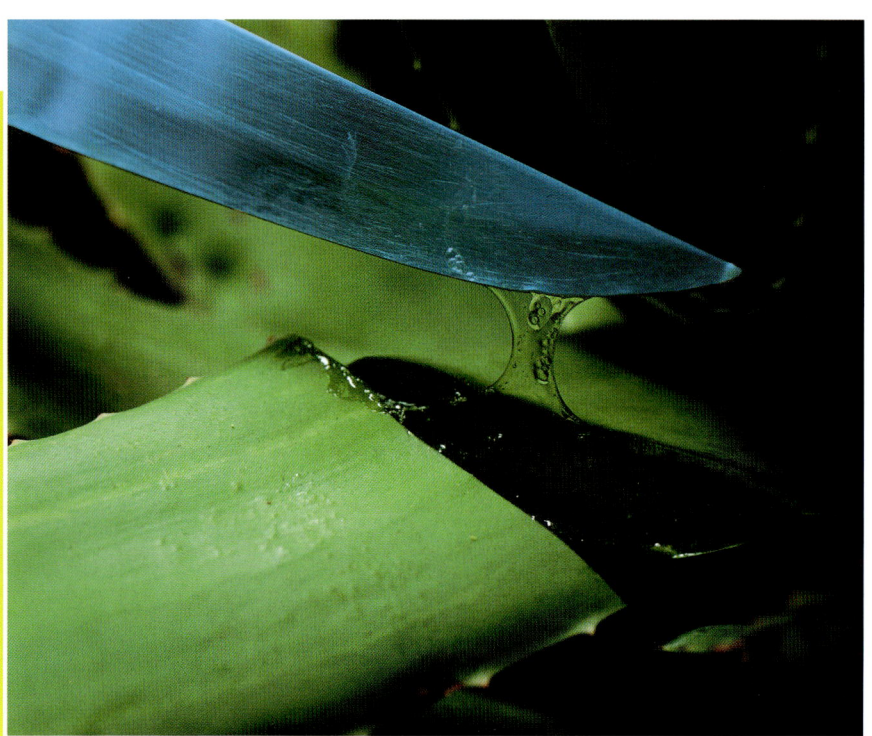

keit an extreme Lebensbedingungen hat sie der besonderen Beschaffenheit ihrer Blätter zu verdanken. Sie besitzen eine dicke, ledrige Außenschicht, durch die kaum Feuchtigkeit entweicht und die sie vor Hitze und UV-Strahlung schützt. Ihr Inneres bietet viel Platz zum Speichern von Wasser und Nährstoffen, die sie in schlechten Zeiten benötigt. Aufgrund dieser Eigenschaft wird die Aloe Vera auch als Sukkulente (Speicherpflanze) bezeichnet. Lange Durststrecken vermag die Wüstenlilie auf diese Weise unbeschadet zu überstehen.

Wird ein Blatt der Aloe Vera verletzt, schließt sich die Wunde sofort: Zunächst tritt an der schadhaften Stelle etwas gelartiger Saft aus. Ein paar Minuten später bildet dieser eine bräunliche Schutzschicht, die innerhalb kürzester Zeit so fest wird, dass die Verletzung der Pflanze nichts mehr anhaben kann.

Unscheinbare Wüstenlilie

Die Aloe Vera präsentiert sich ihrem Betrachter normalerweise eher unscheinbar. Die bis zu einen Meter langen, graugrünen, fleischigen Blätter haben am Rand Stacheln und bilden eine Rosette. Ganz anders wirkt die Pflanze jedoch, wenn sie im Frühjahr in Blüte steht: Jetzt zeigt sie ihre etwa einen Meter hohen, verzweigten Blütenstände, die leuchtend gelb gefärbt sind. Später im Jahr, wenn sich die reife Frucht, eine dreifächrige Kapsel, öffnet, werden ihre Samen vom Wind in alle Himmelsrichtungen verstreut. Aus jedem Samen kann dann weit entfernt von der Mutterpflanze eine neue Aloe entstehen. Die Pflanze lässt sich auch durch Jungpflanzen aus ihrem Wurzelbereich vermehren. Haben diese eine bestimmte Größe erreicht, werden sie von der Mutterpflanze getrennt und an anderer Stelle eingepflanzt.

Erst nach drei bis fünf Jahren Wachstum werden die äußeren, ältesten Blätter geerntet. So lange benötigen sie, um die für unsere Gesundheit so wertvollen Nähr- und Wirkstoffe in ausreichendem Maße zu bilden.

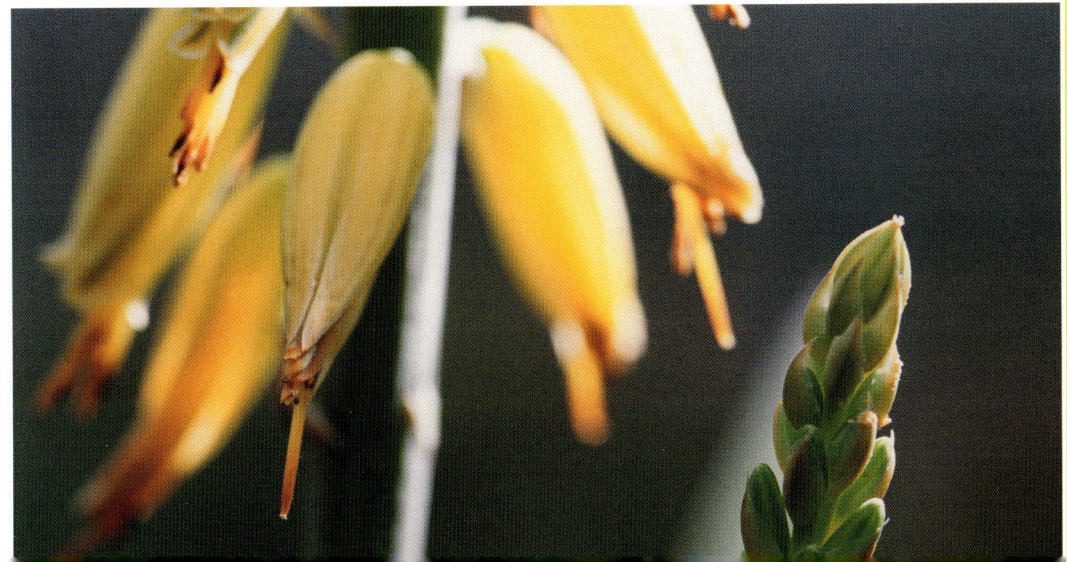

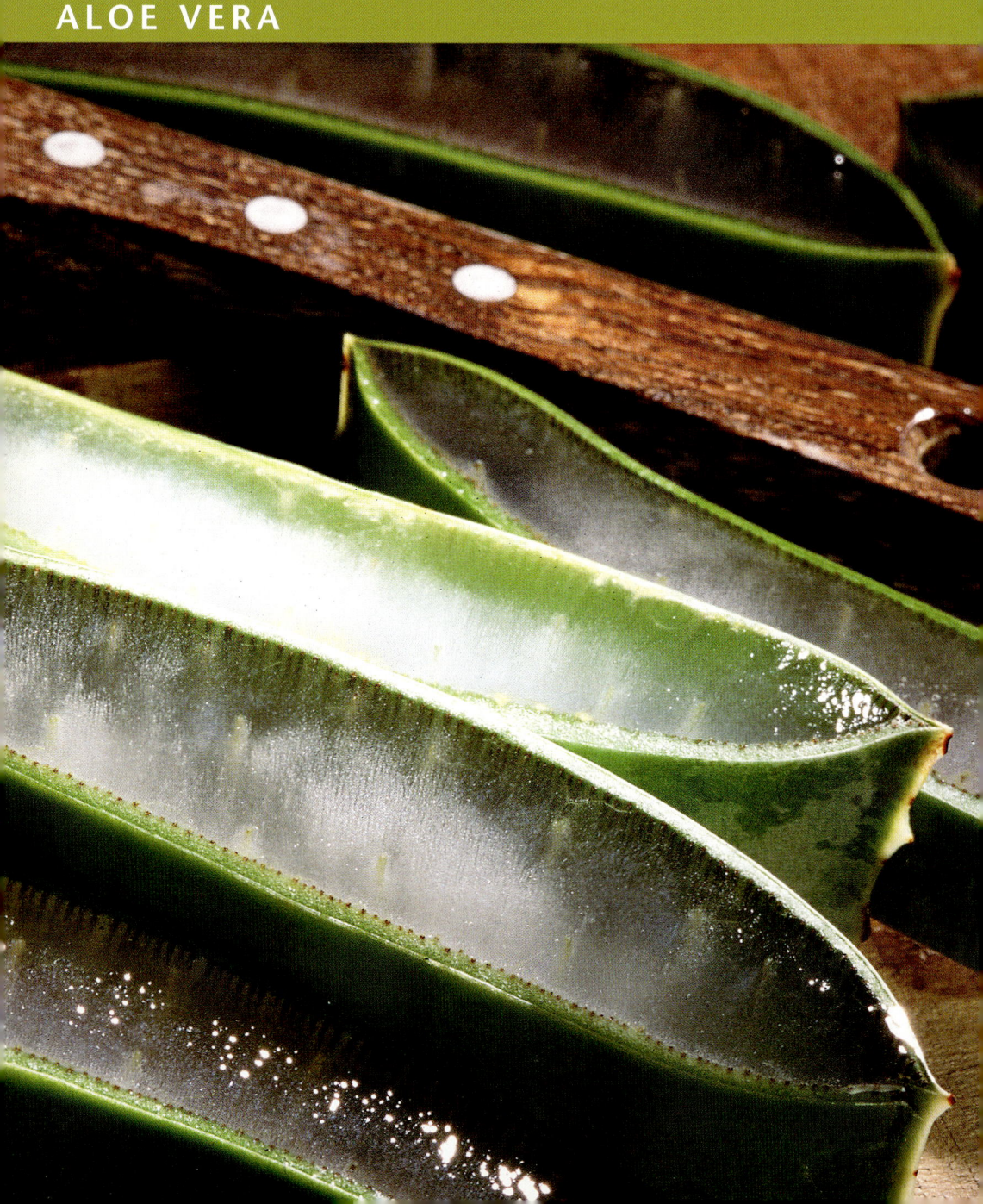

Was in der Pflanze steckt

Womit lassen sich die heilenden Kräfte der Aloe Vera, die schon so lange im Dienste der Gesundheit von Mensch und Tier genutzt wird, erklären? Warum beeinflusst sie unser Wohlbefinden in so vieler Hinsicht positiv? Forscher von Japan über Europa bis Amerika haben sich intensiv mit der Pflanze beschäftigt, ihre Zusammensetzung mit modernen Verfahren analysiert und im Laufe der Zeit immer neue Wirksubstanzen in ihr ausfindig gemacht. Das Ergebnis: Die Aloe Vera – und insbesondere das in ihrem Blattinneren enthaltene Gel – besitzt ein großes Spektrum an heilenden und pflegenden Inhaltsstoffen und noch sind längst nicht alle wirksamen chemischen Verbindungen der Wüstenlilie identifiziert.

Pharmakologen, Ernährungswissenschaftler, Heilpraktiker und Ärzte versuchen seit langem, das Geheimnis der Aloe Vera zu ergründen. Bislang wissen sie: Die Konzentration der in der Aloe Vera enthaltenen Vitalstoffe ist zwar relativ gering, dafür ist ihr Zusammenspiel einzigartig.

Für die gesundheitsfördernden Wirkungen der Aloe Vera ist dabei nicht so sehr die Menge der einzelnen Inhaltsstoffe von Bedeutung, vielmehr ist es die nahezu optimale Kombination aus mehr als 160 verschiedenen, zum Teil lebensnotwendigen Substanzen. Erst das Miteinander aller Bestandteile macht die belebenden, regenerierenden, kosmetischen und heilenden Eigenschaften der Aloe Vera im Ganzen aus.

Auf den folgenden Seiten finden Sie die Nähr-, Wirk- und Vitalstoffgruppen, die in der Aloe Vera vorkommen, sowie ihre Wirkungsweise und Bedeutung für Körper und Gesundheit.

Aminosäuren

Eiweiße sind die Grundbausteine von Lebewesen. Fehlen hochwertige Eiweiße bzw. ihre Bausteine, die Aminosäuren, treten gravierende Mangelerscheinungen auf. Es gibt 20 verschiedene Aminosäuren, die in unserem Körper als Bausteine für Eiweiße dienen und damit am Aufbau von Organen und Zellen, von Enzymen, Hormonen, Antikörpern und an allen Stoffwechselprozessen beteiligt sind. Einige Aminosäuren kann der Körper nicht selbst herstellen. Sie sind essenziell und müssen in ausreichender Menge mit der Nahrung aufgenommen werden.

▶▶▶ WISSENSCHAFTLICH BETRACHTET: Die Aloe Vera enthält sieben für den Menschen essenzielle Aminosäuren (Isoleucin, Lysin, Methionin, Phenylalanin, Threonin, Tryptophan und Valin) und darüber hinaus weitere für den menschlichen Organismus ebenfalls wertvolle Aminosäuren. Auch Tiere profitieren vom Aminosäuregehalt der Aloe Vera. So erhält ein Hund zum Beispiel neun der zehn für ihn essenziellen und damit lebensnotwendigen Aminosäuren aus dem Saft der Pflanze.

Enzyme

Enzyme sind Eiweiße, die chemische Reaktionen in Zellen ermöglichen, beschleunigen oder hemmen. Sie sind an allen biochemischen Vorgängen im Körper von Mensch und Tier beteiligt. Enzyme werden zum Beispiel zum Denken, zum Laufen, zum Verdauen und zum Schlafen benötigt – ohne sie wäre Leben nicht möglich. Die in der Aloe Vera enthaltenen Enzyme regulieren vor allem die Darmtätigkeit. Sie helfen, Nahrungsbestandteile aufzuspalten und damit für den Körper verwertbar zu machen.

➤➤➤ WISSENSCHAFTLICH BETRACHTET: Folgende Enzyme wurden in der Aloe Vera nachgewiesen:

- **Verdauungsenzyme:** Amylase (kohlenhydratspaltend), Lipase (fettspaltend) und Protease (eiweißspaltend);
- **Cellulase** spaltet den Ballaststoff Zellulose;
- **Bradykinase** wirkt schmerzlindernd, entzündungshemmend und stimuliert das Immunsystem;
- **Katalase** zerstört Sauerstoffperoxid, eine Substanz, die schädigende, freie Radikale bildet;
- **Kreatin-Phosphokinase** ist wichtig für die Energiegewinnung in den Muskelzellen.

Freie Radikale lassen unseren Organismus vorzeitig altern und machen krank.

Kohlenhydrate und Acemannan

Menschen und Tiere benötigen Kohlenhydrate — auch Saccharide oder Zucker genannt —, um ihren täglichen Energiebedarf zu decken. Was der Treibstoff für das Auto ist, sind sie für Mensch und Tier. Einige Kohlenhydrate im Aloe-Vera-Gel können außerdem ganz spezielle, wichtige Aufgaben im lebenden Organismus übernehmen: beispielsweise der Zucker Acemannan, der Zellen vor schädlichen Einflüssen schützen kann, oder die zuckerähnlichen Stoffe, die so genannten Aminozucker. Sie spielen eine ganz besondere Rolle als Bauelemente für Haut, Gelenke, Knochen, Knorpel und Sehnen.

➤➤➤ WISSENSCHAFTLICH BETRACHTET: Die Aloe Vera enthält verschiedene Kohlenhydrate, die sich nach der Anzahl der Moleküle, aus denen sie bestehen, unterscheiden: Monosaccharide (Einfachzucker) wie Galaktose, Glukose, Mannose sowie Xylose und Polysaccharide (Vielfachzucker), die aus vielen aneinander gereihten

Einfachzuckern bestehen, darunter der verdauungsfördernde Ballaststoff Zellulose und das aus zahlreichen Mannose-Einheiten aufgebaute Acemannan.

Acemannan wird als Hauptwirkstoff der Aloe Vera angesehen. Experten sagen, dass dieser spezielle Zucker die Wundheilung unterstützt, sich positiv auf Blutgefäßwände, Bänder, Gelenke, Knochen, Knorpel und Sehnen auswirkt, dem Darm zu Gute kommt und vor Giften schützt. In Tierversuchen und Experimenten an isolierten menschlichen Zellen hat sich gezeigt, dass hoch dosiertes Acemannan auch einen gewissen Anti-Tumor-Effekt entfalten kann und die Erbsubstanz sowie die Zellen vor schädlichen Einflüssen zu bewahren vermag (Quellen: H. S. Kim, 1999; Z. Wang, 2001).

Die Stärken des Acemannans liegen jedoch vor allem in der Stimulierung des Immunsystems. Das Polysaccharid beeinflusst die Produktion von Interferon (Interleukin-I) und die Aktivität von Fresszellen, Antikörpern und Killerzellen, die den Organismus vor allergieauslösenden Fremdproteinen und vor Krankheitserregern schützen (Quellen: D. Womble, J. Helderman, 1988; M. A. Sheets, 1991; A. O. Azghani, 1995; A. Djeraba, P. Quere, 2000; C. J. Gauntt, 2000; N. Pugh, 2001).

Noch ist nicht hinreichend geklärt, welche Mechanismen im Einzelnen hinter den Wirkungen des Acemannans stecken. Ein Erklärungsansatz ist, dass das Polysaccharid sich in den Membranen von Zellen und Zellkernen einlagert und dort eine Art natürlichen Schutzwall gegen Fremdstoffe bildet, der das Zell- und das Zellkern-Innere vor Schäden bewahrt (Quelle: R. Schmid, J. Finnegan, 2002). Auf ähnliche Weise sollen weiße Blutkörperchen, für die Infektabwehr lebenswichtige Immunzellen, durch Acemannan vor Übergriffen von außen geschützt und damit funktionsfähig gehalten werden.

Lektine

Ihnen wird eine besondere Rolle bei möglichen Anti-Tumor-Wirkungen sowie bei der Abwehr von Bakterien und Viren zugeschrieben. Ob und in welcher Stärke die Aloe-Lektine bei Mensch und Tier wirksam werden, darüber gibt es bislang allerdings nur unzureichende Erkenntnisse.

➤➤➤ WISSENSCHAFTLICH BETRACHTET: Lektine sind große Glykoproteine (Moleküle mit einem Zucker- und einem Eiweißanteil). Sie wurden von Forschern jüngst im Mark von Aloe-Vera-Blättern nachgewiesen (Quelle: N. Akev, 1999).

Mineralstoffe und Spurenelemente

Die Aloe Vera liefert eine Vielzahl von lebensnotwendigen Mineralstoffen und Spurenelementen, die für den menschlichen und tierischen Stoffwechsel und als Bauelemente für Körpersubstanz unverzichtbar sind.

➤➤➤ WISSENSCHAFTLICH BETRACHTET: Im Aloe-Vera-Gel sind unter anderem folgende Mineralstoffe und Spurenelemente enthalten:

Mineralstoffe und Spurenelemente müssen mit der Nahrung aufgenommen werden, da Mensch und Tier sie nicht selbst herstellen können.

- ◆ **Chrom** reguliert den Blutzuckerspiegel und senkt den Gehalt des Gesamtcholesterins im Blut.
- ◆ **Eisen** ist wichtig für die Blutbildung, das Immunsystem und das Wachstum von Haut und Haaren.
- ◆ **Kalzium** wird für die Bildung von Knochen und Zähnen benötigt. Der Mineralstoff reguliert den Herzschlag und ist für die Reizleitung in Muskeln und Nerven unentbehrlich.

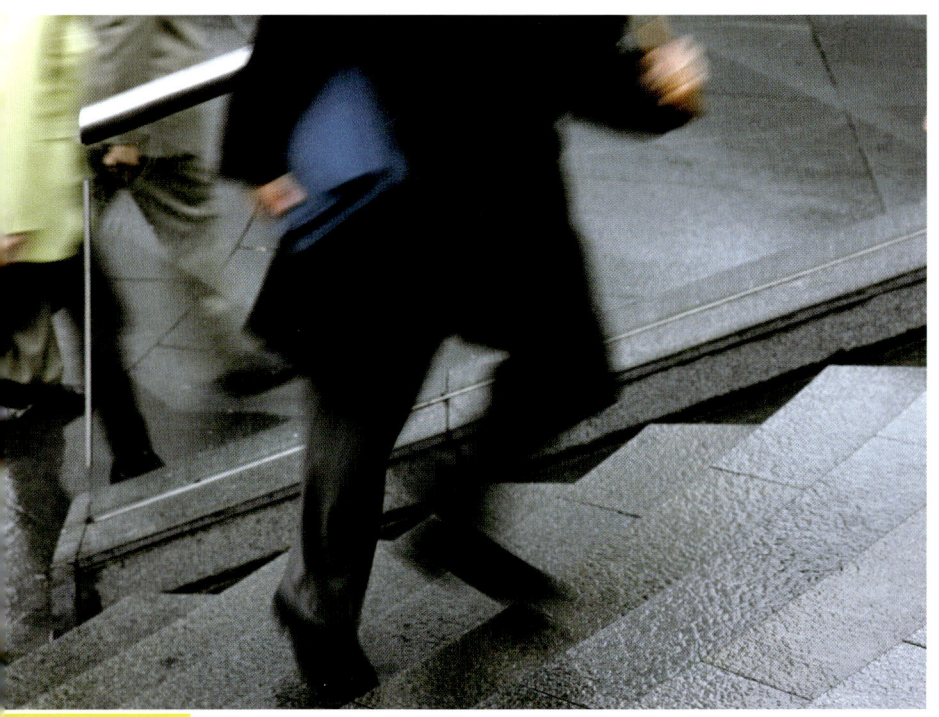

- **Kupfer** ist am Aufbau der Knochen und des roten Blutfarbstoffs Hämoglobin beteiligt und wichtig für die Wundheilung.

- **Magnesium** dämpft die Erregbarkeit von Muskeln und Nerven, schützt vor Herz- und Blutgefäßerkrankungen und ist am Aufbau von Knochen und Zähnen beteiligt. Als Anti-Stress-Mineralstoff wird er bei Belastungen in größeren Mengen benötigt.

- **Mangan** hilft bei Entgiftungsvorgängen und ist wichtig für die Blutbildung und den Bindegewebsaufbau.

- **Selen** bewahrt Zellen vor der Zerstörung durch freie Radikale, stärkt die Widerstandsfähigkeit gegen Infekte und verzögert vorzeitiges Altern.

Selen und Zink aus der Aloe Vera leisten einen wertvollen Beitrag zur Versorgung unseres Organismus, denn weite Teile Mitteleuropas sind Zink- und Selenmangelgebiete.

◆ **Zink** schützt vor Schäden durch freie Radikale, stärkt das Immunsystem, fördert die Wundheilung und sorgt für schöne Haut und Haare.

Vitamine

Menschen und Tiere können Vitamine nicht selbst herstellen. Deswegen ist es wichtig, sie mit der Nahrung in ausreichender Menge aufzunehmen. Die Aloe Vera liefert im Vergleich zu vielen Obst- und Gemüsesorten nur geringe Vitaminmengen. Trotzdem leisten diese lebensnotwendigen Substanzen im Zusammenspiel mit den anderen Wirkstoffen der Pflanze einen wichtigen Beitrag zu einer gesunden Ernährung.

▶▶▶ WISSENSCHAFTLICH BETRACHTET: Die Aloe enthält folgende lebensnotwendigen Vitamine:

◆ **Vitamin A** spielt eine zentrale Rolle beim Sehen und wird für die Bildung von roten Blutkörperchen und Sexualhormonen sowie für das Wachstum von Haut und Schleimhäuten benötigt.

◆ **Vitamin B$_1$** (Thiamin) ist wichtig für die Energiegewinnung und die Arbeit von Muskeln und Nerven.

◆ **Vitamin B$_2$** (Riboflavin) ist notwendig für den Auf- und Abbau der roten Blutkörperchen, für die Haut, das Nervensystem und für Entgiftungsprozesse.

◆ **Vitamin B$_3$** (Niacin) stellt die Voraussetzung für eine schöne Haut, kräftige Muskeln sowie ein gesundes Nerven-, Herz-Kreislauf- und Verdauungssystem dar.

◆ **Vitamin B$_6$** (Pyridoxin) wird für die Blutbildung benötigt, spielt bei der Synthese von Botenstoffen des Nervensystems, für die Immunabwehr und den Hormonstoffwechsel eine Rolle.

- **Vitamin B$_9$** (Folsäure) ist von Bedeutung für das Zellwachstum, die Blutbildung, das Immunsystem und die Embryonalentwicklung.
- **Vitamin B$_{12}$** (Cobalamin) ist unentbehrlich für die Bildung roter Blutkörperchen und des Nervengewebes.
- **Vitamin C** (Ascorbinsäure), der Alleskönner unter den Vitaminen, stärkt das Immunsystem und wird für die Bildung von Knochen, Zähnen, Blut und Hormonen benötigt. Der Vitalstoff ist am Abbau von Cholesterin und am Aufbau von Kollagen beteiligt und hilft gegen Allergien.
- **Vitamin E** (Tocopherol), das »Jungbrunnenvitamin«, macht freie Radikale unschädlich, schützt vor vorzeitigem Altern, beschleunigt Heilungsprozesse, hilft bei rheumatischen Beschwerden und stärkt Herz und Kreislauf.

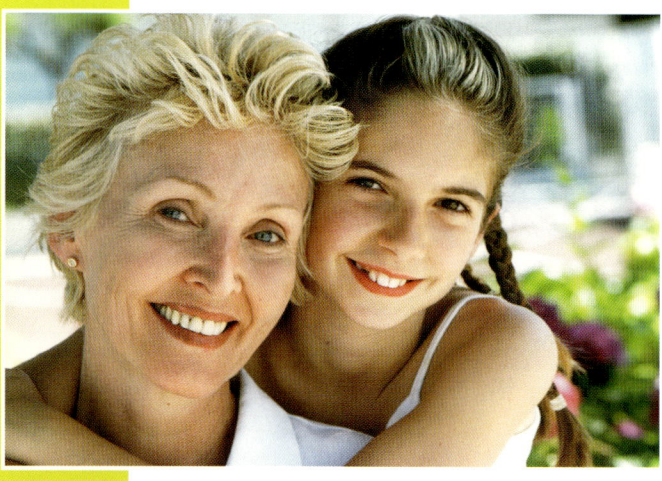

Weitere Wirkstoffe

In den Blättern der Aloe Vera findet sich eine Vielzahl von Substanzen, die zu den so genannten sekundären Pflanzenstoffen gezählt werden. Diese kommen meist in geringen Mengen in Pflanzen vor, sind aber oft hochwirksame Heilmittel. Sie geben den Pflanzen ihren Geruch, Geschmack und ihre Farbe und bieten ihnen Schutz vor Schädlingen, Pilzbefall oder Sonneneinstrahlung. Mensch und Tier können ebenfalls von den sekundären Pflanzenstoffen profitieren: Einige helfen gegen Krankheitserreger und machen gegen Krebs mobil, andere schützen den Körper vor Giften oder fördern die Verdauung.

▶▶▶ WISSENSCHAFTLICH BETRACHTET: Die wichtigsten sekundären Pflanzenstoffe der Aloe Vera und ihre Wirkung auf Mensch und Tier:

- ◆ **Ätherische Öle** sind leicht flüchtige Verbindungen, die viele, völlig unterschiedliche Wirkungen (entzündungshemmend, antibakteriell...) entfalten können.
- ◆ **Lignine** zählen zu den Ballaststoffen. Sie regen die Verdauung an.
- ◆ **Salicylsäure** ist ein dem Wirkstoff des Aspirins ähnliches, natürliches Schmerzmittel. Es senkt Fieber und hemmt Entzündungen.
- ◆ **Saponine** sind oberflächenaktive Seifenstoffe. Sie können das Wachstum von Bakterien, Pilzen und Viren hemmen.
- ◆ **Sterole** (Campesterol und Beta-Sitosterol) sind fettähnliche Substanzen, die entzündungshemmend wirken. Außerdem senken sie den Cholesteringehalt im Blut. Das geschieht auf folgende Weise: Die Sterole haben einen dem Cholesterin sehr ähnlichen Aufbau. Sie heften sich statt des mit der Nahrung aufgenommenen Cholesterins an spezielle Stellen im Dünndarm und blockieren auf diese Weise die Weiterleitung des Cholesterins in den Körper.

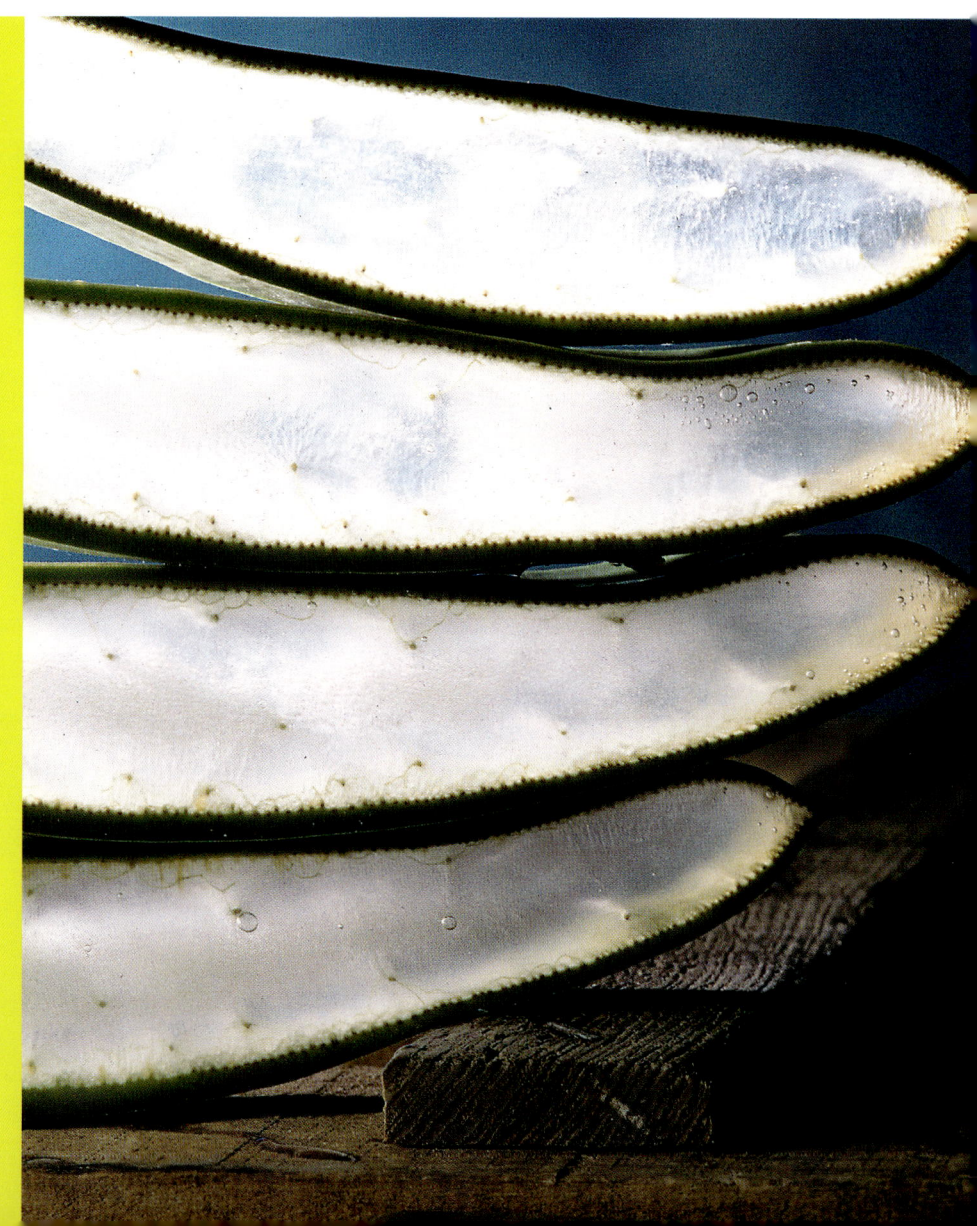

◆ **Tannine** sind Gerbstoffe. Sie hemmen Entzündungen und Infektionen. Sie können zum Beispiel Eiweißstoffe der Haut und der Schleimhäute binden und so Bakterien den Nährboden entziehen. Außerdem sorgen Tannine dafür, dass sich die Poren der Haut zusammenziehen und weniger Sekrete abgegeben werden.

Anthraglykoside

Anthraglykoside stecken in dem gelben, bitteren Saft direkt unterhalb Rinde des Blattes und nicht im Gel des Blattmarks der Aloe Vera. Sie regen die Darmtätigkeit an und sind damit starke Abführmittel, die nur von Therapeuten verschrieben werden dürfen.

In diesem Buch werden ausschließlich anthraglykosidfreie Aloe-Vera-Produkte beschrieben, die lediglich das gesundheitsfördernde Gel des Blattmarks enthalten bzw. bei denen die Anthraglykoside im Laufe des Verarbeitungsprozesses entfernt wurden.

➤➤➤ **WISSENSCHAFTLICH BETRACHTET:** Der gelbe, bittere Saft der Aloe Vera enthält vor allem das Anthraglykosid Aloin und geringere Mengen an Barbaloin und Emodin. Diese Stoffe wirken stark abführend und reizen die Haut und die Schleimhäute. Sie dürfen daher nicht über einen längeren Zeitraum eingenommen oder eingerieben werden.

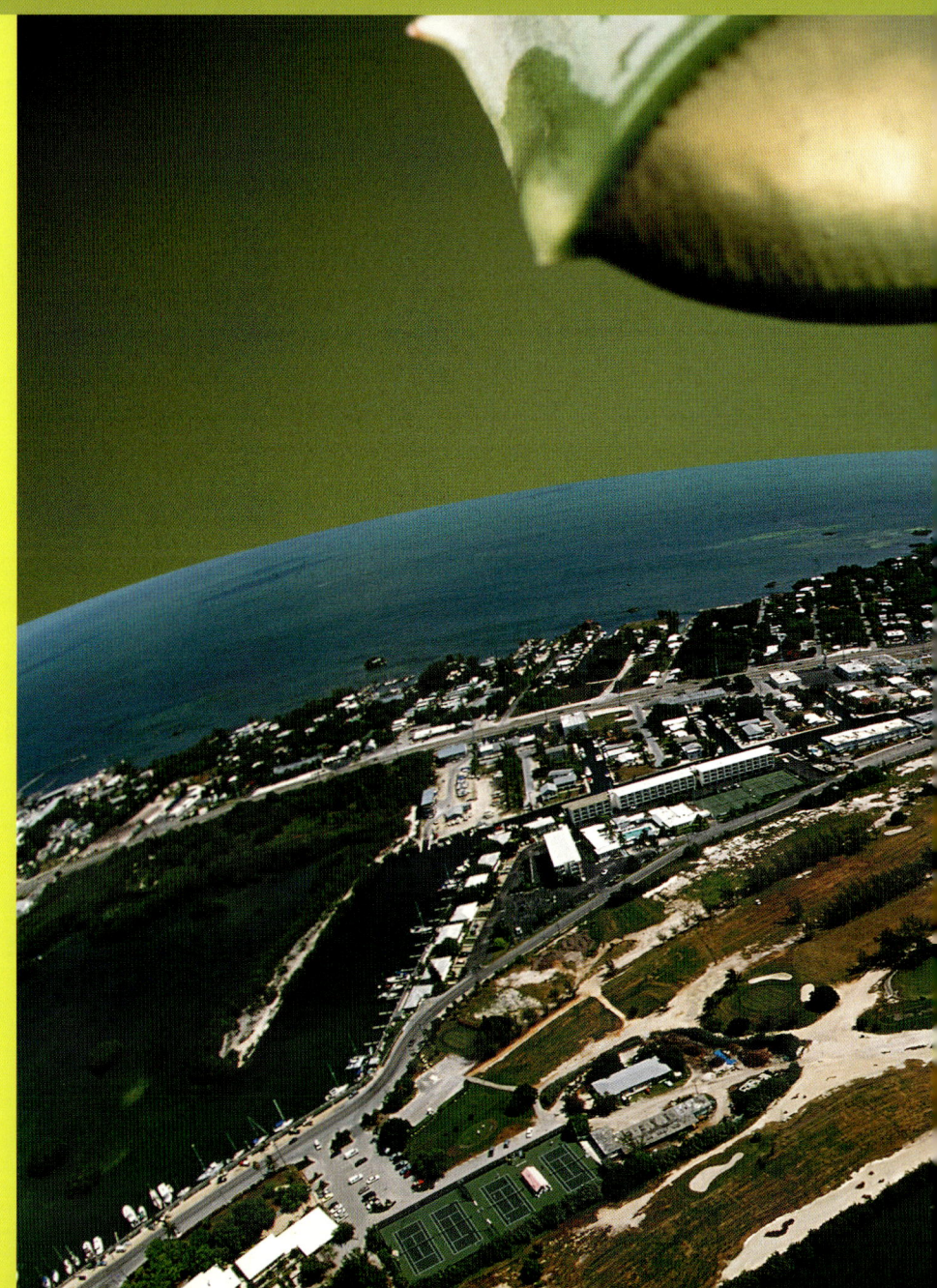

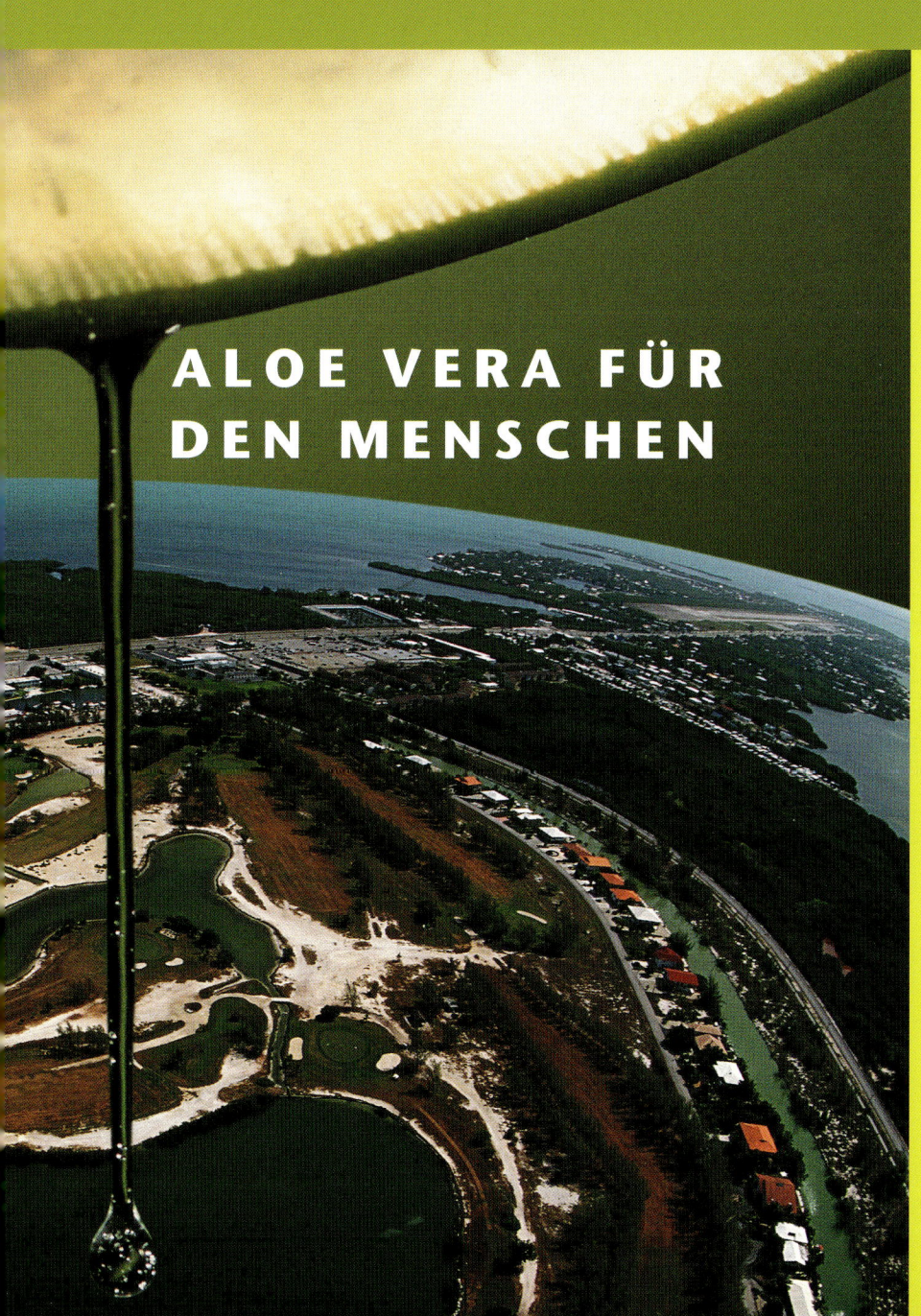

ALOE VERA FÜR DEN MENSCHEN

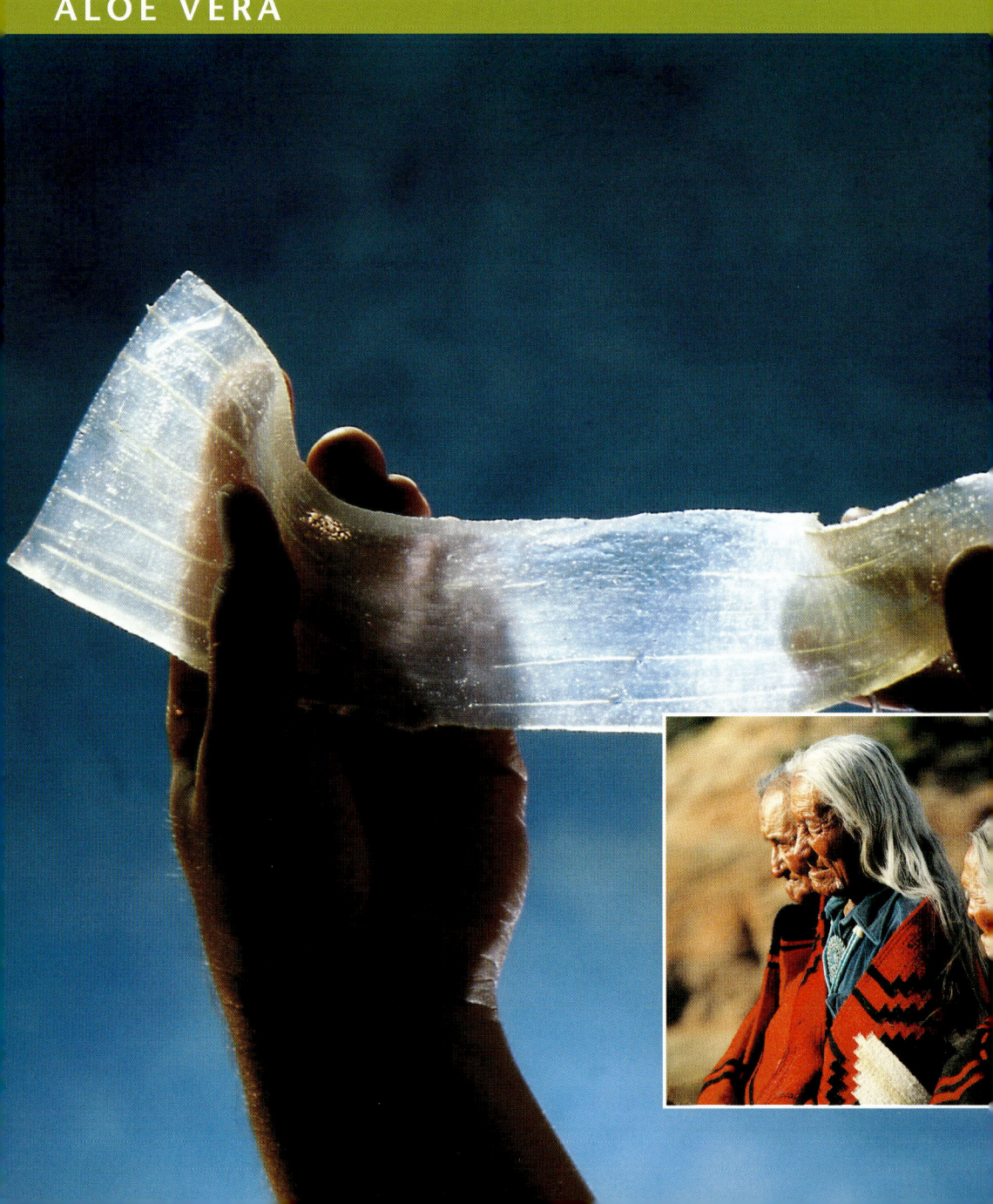

Das kann die Aloe Vera: pflegen, stärken und heilen

Die Volksmedizin weiß es schon seit langem: Die Aloe Vera ist eine Heilpflanze mit tausend Talenten. Was die unscheinbare Pflanze für unser Wohlbefinden zu leisten vermag, hat aber mittlerweile auch moderne Wissenschaftler überzeugt. Und so hat sich die Aloe Vera in den vergangenen Jahrzehnten ihren festen Platz in der westlichen Welt erobert. Heute wird sie in verschiedenen Bereichen im Dienste von Gesundheit und Schönheit genutzt.

Aloe Vera als kosmetisches Mittel zur Haut-, Haar- und Körperpflege: Das Schönheitselixier Aloe Vera nährt, regeneriert und spendet Feuchtigkeit, beschleunigt die Zellerneuerung und wirkt dadurch verjüngend.

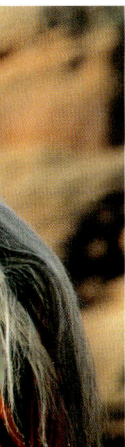

Aloe Vera als Nahrungsergänzung für mehr Vitalität und Wohlbefinden, zur Stärkung der Abwehrkräfte und zur Vorbeugung von Krankheiten: Die Pflanze bietet eine Extraportion Nährstoffe zur Versorgung des Organismus mit essenziellen Aufbaustoffen und wirkt Alterungserscheinungen entgegen.

Aloe Vera als pflanzliches Mittel, das sich gegen eine Vielzahl von Beschwerden einsetzen lässt: Das Gel der Blätter regt den Stoffwechsel und die Selbstheilungskräfte an und ist gut bei Herz-Kreislauf-Krankheiten und Diabetes. Es harmonisiert die Verdauung, stärkt das Immunsystem und ist Balsam für die Haut.

Das Schönheitselixier – Spieglein, Spieglein...

Wenn wir von Schönheit reden, meinen wir meist eine makellose Haut. Ist sie glatt und strahlend, sind wir zufrieden – ist sie fettig oder faltig, versuchen wir dem Ideal durch den Einsatz von Cremes und Vitalstoffen näher zu kommen, und geben dabei nicht selten Unmengen Geld aus. Für eine schöne Haut ist uns eben nichts zu schade, denn sie gehört zu einem attraktiven Äußeren einfach dazu.

Allerdings ist unsere Haut nicht für die Ewigkeit gemacht und so treten die ersten Fältchen auch bei noch so guter Pflege bereits mit Anfang bis Mitte 30 auf. Zu altern beginnt unsere Haut jedoch viel früher: Ab einem Alter von 20 bis 25 Jahren speichert sie immer weniger Feuchtigkeit und die Zellen erneuern sich langsamer. Die Fähigkeit der Haut, sich zu regenerieren, nimmt stetig ab. Unsere äußere Hülle wird spröde und ihre Spannkraft lässt nach. Plötzlich reichen fünf Stunden Schlaf nicht mehr aus, um am nächsten Morgen wieder jugendlich frisch zu erscheinen, und ein paar Jahre später kann auch die beste Schminke nicht mehr alles kaschieren.

Zum natürlichen Alterungsprozess, dem niemand entrinnen kann, kommt das Altern durch eigenes Verschulden hinzu. Nachlässige Pflege, Ernährungssünden, ausgedehnte Sonnenbäder und eine ungesunde Lebensweise, meist verbunden mit übermäßigem Alkohol- oder Nikotinkonsum, setzen der Haut stark zu. Stress und zu wenig Schlaf hinterlassen ebenfalls unübersehbare Spuren. All dies sind Gründe, warum wir der Pflege unserer Haut bereits in jungen Jahren viel Aufmerksamkeit schenken sollten – damit wir später nichts bereuen und die jugendliche Spannkraft auch im fortgeschrittenen Lebensalter erhalten bleibt.

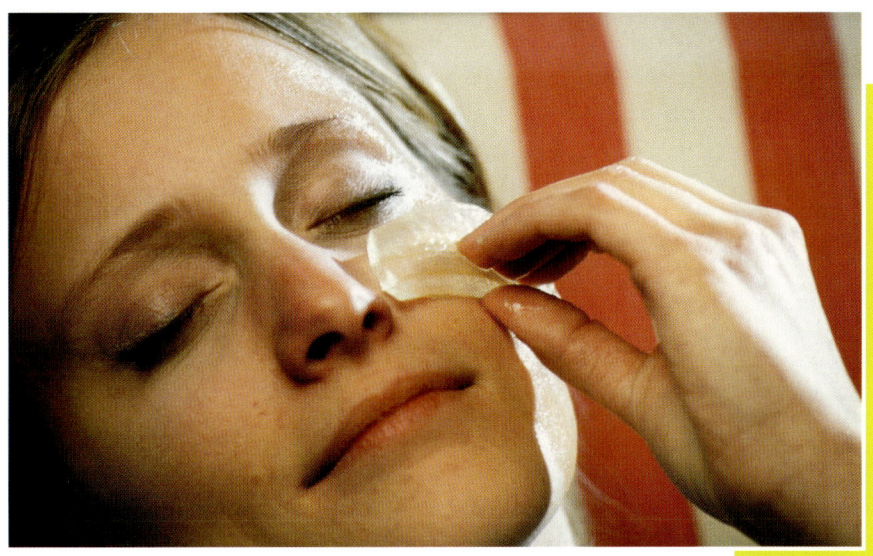

Gute Pflege – gesunde Haut

Kleopatra, die ägyptische Königin, kannte und nutzte bereits vor 2000 Jahren die pflegende Wirkung des Gels von Aloe-Vera-Blättern. Nicht zuletzt wegen ihrer makellosen Schönheit gelang ihr das Kunststück zwei der einflussreichsten Männer der Welt, Caesar und Markus Antonius, für sich zu gewinnen – Millionen Frauen tun es ihr bis in die heutige Zeit gleich; sie verwöhnen ihre Haut mit den wohltuenden Wirkstoffen der Wüstenlilie. Diese nähren die Haut, spenden ihr Feuchtigkeit und unterstützen sie bei der Regeneration. Ausreichend mit den aufbauenden, pflegenden und belebenden Inhaltsstoffen der Aloe Vera versorgt, kann die Hautalterung zwar nicht aufgehalten, dafür aber verlangsamt werden – unsere äußere Hülle bleibt länger geschmeidig und schön. Auch die Haare gewinnen durch die Wirkstoffe der Aloe Vera sichtbar an Glanz.

Die Wirkung von Aloe-Vera-Gel auf unsere Haut ist sehr gut erforscht.

So wirkt Aloe-Vera-Gel in und auf der Haut

Schutz und
Regeneration:
»Das Wachstum neuer
Zellen kann um das
Sechs- bis Achtfache
angeregt, die Haut vor
Austrocknung und
schädigenden Umwelt-
belastungen geschützt
werden…«
(Quelle: J. Finnegan,
R. Schmid, 2002)

- Die Aloe Vera versorgt unsere Haut mit wertvollen Aufbaustoffen, die teilweise tief in sie einzudringen vermögen. Diese Substanzen aktivieren die Zellerneuerung sowie das Zellwachstum. Die Haut kann sich dadurch schneller regenerieren und die Faltenbildung wird verzögert.

- Einige Inhaltsstoffe der Aloe Vera entfalten entzündungshemmende und beruhigende Wirkungen – die Haut bleibt gesund, ist weniger fleckig und erhält einen ebenmäßigen Teint.

- Aloe-Vera-Gel wirkt adstringierend, zieht also die Poren zusammen, strafft die Haut und sorgt für mehr Spannkraft. Das macht das Gel, wird es ergänzend zu anderen Pflanzenextrakten verwendet, zu einem hilfreichen Partner im Kampf gegen die von Frauen so gefürchtete Zellulite.

➤➤➤ WISSENSCHAFTLICH BETRACHTET: Forschungsergebnissen zufolge gibt es Substanzen im Gel von Aloe-Vera-Blättern, welche die Fibroblastenzahl erhöhen (Quellen: R. H. Davis, 1992; Z. Qiu, 2000). Fibroblasten befinden sich unter der äußeren Hautschicht in der Lederhaut. Sie sind an der Bildung der Bindegewebsfasern Kollagen und Elastin beteiligt. Diese machen die Haut elastisch und verleihen ihr Spannkraft. Aloe-Vera-Gel erhöht den Kollagenumsatz im Gewebe, was sich in einer verbesserten Struktur der Haut zeigt (Quelle: P. Chithra, 1998).

- Eine Fähigkeit der Aloe Vera besteht darin, den Feuchtigkeitshaushalt der Haut zu regulieren. Haut, die regelmäßig mit dem Gel der Pflanze behandelt wird, fühlt sich daher besonders geschmeidig an und trocknet nicht aus.

  ➤➤➤ **WISSENSCHAFTLICH BETRACHTET:** In Tierversuchen konnte nachgewiesen werden, dass durch die innere und äußere Anwendung der Aloe Vera die Konzentration an Glukosaminoglykanen, darunter die in Kosmetika häufig verwendete Hyaluronsäure, im Gewebe zunahm (Quelle: P. Chithra, 1998). Glukosaminoglykane sind in der Lage, große Mengen Wasser zu binden, und erhöhen erwiesenermaßen die Feuchtigkeit und Spannkraft der Haut.

- Aufgrund seiner antibakteriellen Eigenschaften wirkt Aloe-Vera-Gel wie ein natürliches Deo. Im Gegensatz zu herkömmlichen Deodorants ist es jedoch besonders sanft zur Haut und sorgt zudem dafür, dass der Säureschutzmantel nicht zerstört wird. Geht dieser zum Beispiel durch die Anwendung aggressiver Reinigungsmittel verloren, haben Bakterien leichtes Spiel und die obere Hautschicht wird schnell spröde und rissig.

- Aloe-Vera-Gel bildet nicht nur für Bakterien eine Barriere, auch vor UV-Strahlung bietet es einen natürlichen, allerdings begrenzten Schutz, wie zahlreiche wissenschaftliche Untersuchungen in der Vergangenheit gezeigt haben (Quellen: F. M. Strickland, 1994, 1999; S. W. Byeon, 1998).

So viele gute Eigenschaften, die uns die Wissenschaft bestätigt. Können Sie da noch widerstehen? Probieren Sie aus, was die Aloe Vera Ihnen zu bieten hat!

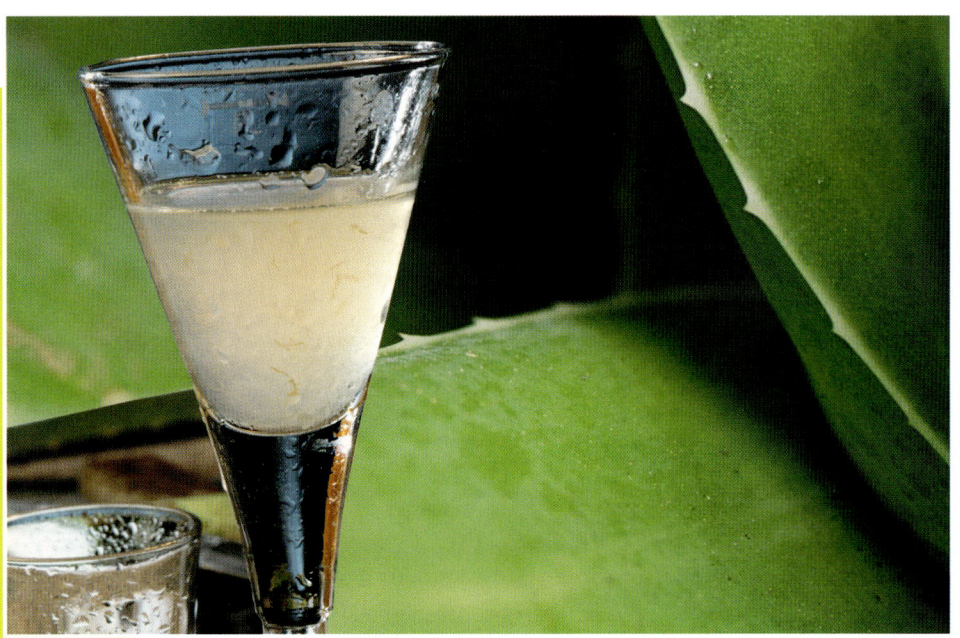

Das Plus zur täglichen Ernährung

Eine ausgewogene Ernährung und eine optimierte Nährstoffzufuhr sind wichtige Voraussetzungen für einen gesunden und schönen Körper. Eigentlich sollte das bereits jedes Kind wissen, trotzdem kümmern sich viele Menschen nicht darum. Die meisten essen zu viel, zu fett und achten nicht darauf, ob sie die lebensnotwendigen Vitamine, Mineralstoffe und Spurenelemente in ausreichender Menge zu sich nehmen.

Die Weichen für eine ungesunde Ernährung werden bereits im Kleinkindalter gestellt. Süßigkeiten, Pommes und Fertiggerichte mit Geschmacksverstärkern sind Teile von Essgewohnheiten, an die sich der Gaumen des Nachwuchses schnell gewöhnt und die in späteren Jahren nur schwer wieder abzulegen sind.

Hinzu kommt, dass selbst vermeintlich Gesundes in den vergangenen Jahrzehnten stark an Qualität eingebüßt hat. Das frühe Ernten von noch unreifem Obst und Gemüse, ausgelaugte und zum Teil mit Schadstoffen belastete Ackerböden sowie weite Transportwege und lange Lagerzeiten haben dazu geführt, dass unser Essen nur noch einen Bruchteil des Vitalstoffgehalts aufweist, den es uns eigentlich bringen könnte. Ältere Menschen trifft diese Verarmung besonders hart. Sie essen weniger und haben daher kaum eine Chance, genügend lebensnotwendige Vitalstoffe mit der Nahrung zu sich zu nehmen.

Die logische Konsequenz dieser ungesunden Entwicklung: Beschwerden wie hoher Blutdruck und andere Herz-Kreislauf-Erkrankungen, Diabetes und häufige, immer wiederkehrende Infekte, die in einem dauerhaft geschwächten Immunsystem gründen. Diese so genannten Zivilisationskrankheiten sind heute fast normal.

Mehr als zwei Drittel aller Krankheiten gehen laut Weltgesundheitsorganisation (WHO) auf eine falsche Ernährungsweise zurück.

In der ayurvedischen Medizin Indiens wird die Aloe wegen ihrer regenerierenden, verjüngenden und harmonisierenden Wirkung als Mittel gegen eine Vielzahl von Beschwerden geschätzt.

Ohne Nahrungsergänzung geht's nicht mehr

Immer mehr Menschen wird bewusst, dass sie in der Nahrungsfalle sitzen – Ernährungsexperten haben schon seit Jahren auf das Problem hingewiesen: Selbst eine ausgewogene, vollwertige Ernährung reicht allein nicht mehr aus, um den Körper mit allen lebensnotwendigen Substanzen zu versorgen. Lediglich mit Hilfe von Nahrungsergänzungen, die wertvolle Vitalstoffe in ausreichender Konzentration enthalten, sind wir in der Lage, diese Defizite auszugleichen.

Das Gel der Aloe-Vera-Blätter ist ein solches Plus zur täglichen Ernährung. Es enthält wertvolle Aufbaustoffe, stärkt den Organismus von innen heraus und verleiht ihm neue Kraft. Durch seine entschlackenden und abwehrstärkenden Eigenschaften ist es eine hervorragende Hilfe zur Vorbeugung gegen den in unserer heutigen Zeit programmierten Vitalstoffmangel und dadurch verursachte Krankheiten.

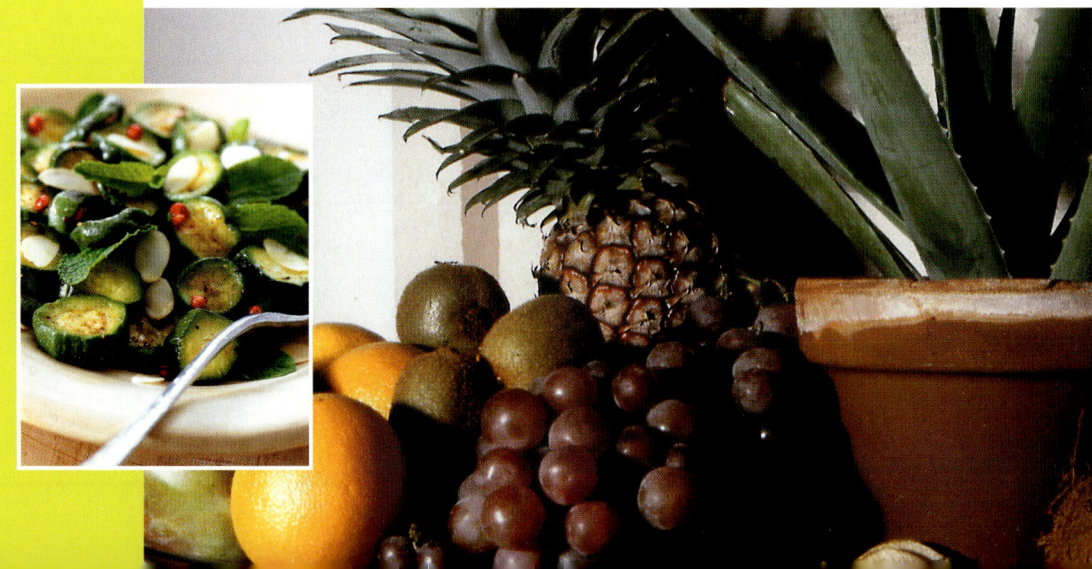

Gesunder Saft –
hier hilft die Aloe Vera

Von A wie Arteriosklerose bis Z wie Zerrungen kann die Aloe Vera zwar nicht alles heilen, wirkt aber unterstützend und stärkend. Ob als Erste-Hilfe-Pflanze bei kleinen Schürf- und Schnittwunden oder als belebendes Gesundheitselixier — wer die vielfältigen Einsatzmöglichkeiten der Aloe Vera erst einmal kennen gelernt hat, für den ist eine Hausapotheke ohne das Gel der Pflanze undenkbar.

Aloe-Vera-Gel ist hervorragend geeignet für im Alltag stark beanspruchte Menschen, Sportler, Ältere, Geschwächte und für alle diejenigen, die bereits heute etwas für ihre Gesundheit von morgen tun möchten. Auch zur Regeneration nach längeren Krankheiten kann die Aloe hervorragend eingesetzt werden.

Allergien – Unterstützung gegen die
»reizenden« Alltagsbegleiter

Immer mehr Menschen leiden an Allergien. Ausgelöst werden sie durch Hausstaub, Milben, Blütenpollen, Schimmelpilze, Tierhaare, Latex und Stoffe in Arznei-, Lebens- oder Reinigungsmitteln, in Farben und Kosmetika. Das Immunsystem spielt bei einer Allergie buchstäblich verrückt, was darin mündet, dass Histamine – das sind Boten- und Entzündungsstoffe – vermehrt gebildet werden. Diese rufen Hautjucken, ein Anschwellen der Schleimhäute und andere unangenehme Begleiterscheinungen hervor.

Dass Aloe-Vera-Gel den Verlauf von Allergien positiv beeinflussen kann, wissen wir aus zahlreichen Erfahrungsberichten. Woran das liegt, weiß jedoch niemand genau. Hat es etwas mit den entzündungshemmenden Substanzen in der Aloe Vera zu tun? Ist der Grund in ihrer immunstärkenden Wirkung oder in ihrem Einfluss auf Haut und Schleimhäute zu suchen? Eine »Erhöhung der Allergen-Aufnahmetoleranz« ist nach Ansicht des amerikanischen Mediziners und Aloe-Experten Dr. John Finnegan die Ursache: Das fettähnliche Beta-Si-

41

tosterol entgifte den Körper und trage dazu bei, dass der Organismus mehr allergieauslösende Stoffe tolerieren könne (Quelle: J. Finnegan, R. Schmid, 2002).

Diabetes und Herz-Kreislauf-Erkrankungen – Vorbeugung mit Aloe

Diabetes und viele Herz-Kreislauf-Erkrankungen gehören zu den Zivilisationskrankheiten, gegen die sich die Aloe Vera als hervorragender Nährstofflieferant vorbeugend einsetzen lässt. Ergebnisse einer Studie an 5000 Menschen deuten an, dass die Inhaltsstoffe der Pflanze den Fettgehalt und insbesondere den Cholesterinspiegel des Blutes senken und auf diese Weise das Risiko der Gefäßverkalkung (Arteriosklerose) minimieren können (Quelle: O. P. Agarwal, 1985; J. Finnegan, R. Schmid, 2002). In der gleichen Studie wurde auch ein positiver Einfluss der Aloe Vera auf den Blutzuckerspiegel von Diabeteskranken festgestellt. Leider gibt es bislang jedoch zu wenige aussagekräftige Untersuchungen, um sich ein eindeutiges Urteil über die Wirksamkeit der Aloe bei Diabetes zu bilden.

▶▶▶ WISSENSCHAFTLICH BETRACHTET: »Der Extrakt aus der Aloe-Pflanze senkt offenbar auch den Blutzuckerspiegel, ergab eine Studie in Bangkok... Bei allen mit Aloe-Gel Behandelten sank der Blutzuckerspiegel um 40 Prozent unter den Ausgangswert. In Thailand, wo der Typ-II-Diabetes [Altersdiabetes] sehr häufig ist, propagiert man seit einiger Zeit Aloe-Gel für diese Indikation...« (Quelle: Welt am Sonntag, Juni 1997) Die vorliegende klinische Studie fand am Siriraj Hospital in Bangkok statt. Zehn Diabeteskranke erhielten sieben Wochen lang morgens und abends jeweils einen Teelöffel Aloe-Vera-Gel, zehn weitere bekamen zweimal täglich einen Löffel mit einer unwirksamen Flüssigkeit (Placebo). Zu Beginn der

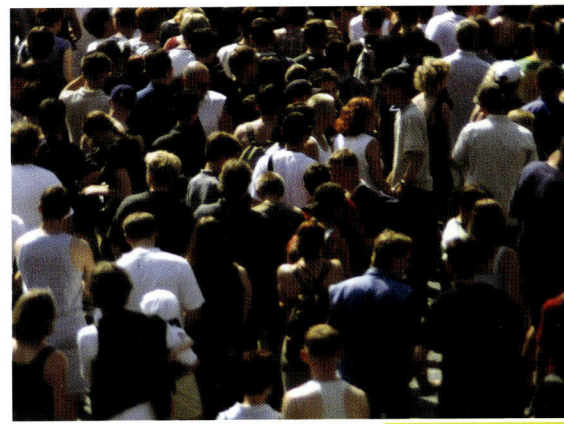

Untersuchung lagen die Zuckerspiegel aller Teilnehmer bei durchschnittlich 250 mg/100 ml. Nach sieben Wochen wies die Aloe-Gruppe Werte von 140 mg/100 ml auf, während der Blutzuckergehalt bei der Placebo-Gruppe in dieser Zeit leicht anstiegen war. Auch die Triglyzeridkonzentration im Blut, die bei Diabetikern häufig erhöht ist, sank bei den Versuchsteilnehmern, die Aloe-Vera-Gel genommen hatten, fast um die Hälfte.

Gelenkbeschwerden – gut geschmiert gegen den Verschleiß

Unsere Gelenke müssen als Stoßdämpfer, Hebel oder Scharniere tagtäglich Schwerstarbeit verrichten. Damit diese Präzisionswerkzeuge ein ganzes Menschenleben lang möglichst reibungslos funktionieren, sollten sie schonend behandelt und bestens genährt werden. Die Aloe Vera ist ein hochwertiges Nahrungsmittel für die Gelenke. Sie enthält Polysaccharide und Aminozucker, die dafür sorgen, dass ausreichend Gelenkschmiere im Gelenkspalt, dem »Stoßdämpfer« und Nährstoffelieferant der Gelenke, gebildet wird. Auf diese Weise kann Arthrose, einer verschleißbedingten rheumatischen Erkrankung, vorgebeugt werden.

Erste-Hilfe-Pflanze bei Sportverletzungen:
Die Aloe Vera gehört in den USA zur Erste-Hilfe-Ausrüstung vieler Sportmediziner, denn bei Verletzungen (Schürfwunden, Prellungen, Verstauchungen, Zerrungen etc.) können ihre Inhaltsstoffe die Heilung fördern und Schmerzen lindern. Schwellungen gehen meist schnell zurück.

Ob die Inhaltsstoffe der Aloe Vera auch gegen die entzündliche Gelenkerkrankung Arthritis etwas ausrichten können, lässt sich nicht mit Gewissheit sagen. Zwar sprechen einige Arthritiskranke davon, dass die Pflanze ihnen Linderung gebracht hat – wissenschaftlich bewiesen ist das allerdings nicht.

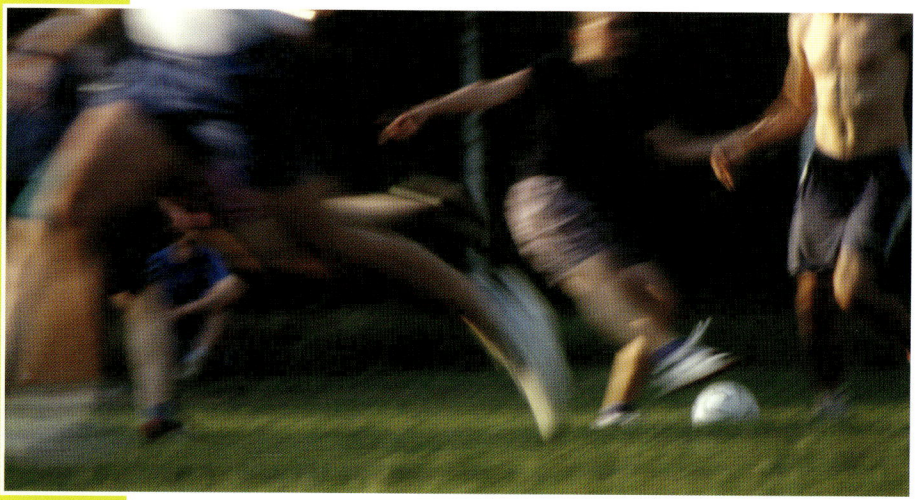

▶▶▶ WISSENSCHAFTLICH BETRACHTET: In der Literatur findet man immer wieder den Hinweis, dass sich die Aloe Vera erfolgreich gegen Arthritis einsetzen lässt (Quellen: R. H. Davis, 1992; J. Finnegan, R. Schmid, 2002; U. Rahn-Huber, 2002; H. Saito, 1982). Derzeit liegen jedoch keine Untersuchungen an Menschen vor, mit denen sich diese Aussage untermauern lässt. Bislang fanden lediglich Tests an Tieren statt, bei denen meist nicht das Gel der Aloe Vera, sondern Ganzblattextrakte oder andere Aloe-Arten angewendet wurden. Zwar wurde dabei in einigen Fällen eine entzündungshemmende Wirkung auf die Gelenke festgestellt, hieraus den Schluss zu ziehen, die Aloe Vera könne auch den Menschen von dieser entzündlichen Gelenkerkrankung befreien, wäre jedoch unlauter.

Hautkrankheiten – Heilung und Pflege für die Hülle

Die Haut ist mit etwa zwei Quadratmetern Oberfläche das größte Organ des Menschen. Bei einem Erwachsenen bringt sie einschließlich Unterhautfettgewebe bis zu zehn Kilogramm auf die Waage. Die Haut schützt den Körper vor Stößen, Druck und Reibung, wehrt als erste Barriere Fremdkörper und Krankheitserreger ab und verhindert, dass wir austrocknen. Sie lässt uns atmen, versorgt uns also neben der Lunge zusätzlich mit lebensnotwendigem Sauerstoff, und zwei bis drei Millionen Schweißdrüsen in ihr arbeiten daran mit, dass unser Körper stets die richtige Betriebstemperatur hat.

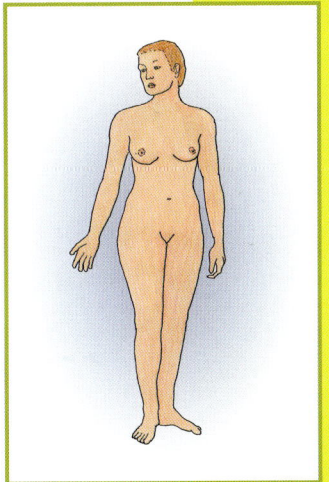

Die Nähr- und Aufbaustoffe der Aloe Vera unterstützen unsere Haut bei ihren vielfältigen Aufgaben. Sie sorgen zum Beispiel dafür, dass die Haut sich rasch erneuern kann und damit funktionsfähig bleibt, nicht austrocknet und vor Umweltgiften geschützt ist. Über die Stärkung der normalen Hautfunktionen hinaus kann Aloe-Vera-Gel jedoch noch mehr, wie in zahlreichen Untersuchungen nachgewiesen wurde. Es...

- ◆ beschleunigt die Wundheilung,
- ◆ hemmt Entzündungen,
- ◆ stillt Blutungen,
- ◆ vermindert Juckreiz und
- ◆ wirkt desinfizierend.

45

Dank dieser Eigenschaften kann das Gel der Wüstenpflanze bei zahlreichen Hautproblemen unterstützend eingesetzt werden – so zum Beispiel bei Abszessen, Akne, Brand-, Schnitt- und Schürfwunden, Ekzemen, Frostbeulen, Geschwüren, Herpes, Insektenstichen, Nesselausschlag, Neurodermitis, Pickel, Pilzerkrankungen, Schuppenflechte, Sonnenbrand, Strahlenschäden und schlecht heilenden Wunden vor allem bei älteren Menschen. Wegen ihres positiven Einflusses auf die Geweberegeneration beugt die Aloe Vera darüber hinaus Narbenbildungen vor.

Wie die Haut profitiert auch die Schleimhaut im Mund von den entzündungshemmenden und heilungsfördernden Substanzen der Pflanze. So klingen Zahnfleischentzündungen, Bläschen und Wunden im Mund unter Mithilfe der Aloe-Inhaltsstoffe schneller ab.

➤➤➤ WISSENSCHAFTLICH BETRACHTET: Exemplarisch für eine große Zahl an Forschungsarbeiten zur Wirkung der Aloe Vera auf der Haut sei folgende Studie herausgegriffen, die am »Department of Clinical Physiology« des Malmö Universitäts-Krankenhauses in Schweden stattfand (Quelle: T. A. Syed et al., 1996). Dabei wurden 60 Personen im Alter von 18 bis 50 Jahren, die seit durchschnittlich achteinhalb Jahren an Psoriasis (Schuppenflechte) litten, untersucht. Die eine Hälfte wendete über mehrere Wochen dreimal täglich eine Aloe-Vera-Creme an, die andere eine Creme ohne Aloe-Zusätze (Placebogruppe). Nach Versuchsende waren 25 von 30 Personen der Aloe-Vera-Fraktion (83,3 Prozent) geheilt, während in der Placebogruppe nur 2 von 30 (6,6 Prozent) auf die Behandlung ansprachen. Dieses Ergebnis macht deutlich, wie mit sanften Therapien großartige Heilerfolge erzielt werden können.

Immunsystem – so schlägt die Aloe Vera Krankheitserreger in die Flucht

Nur Menschen mit einem intakten Immunsystem sind fähig, Infekten ausreichend Paroli zu bieten, insbesondere in der nasskalten Jahreszeit Krankheiten abzuwehren und trotz großer körperlicher oder geistiger Belastungen topfit zu bleiben. Neben Vitaminen und Mineralstoffen ist es hauptsächlich der abwehrstimulierende Wirkstoff Acemannan (siehe Seite 21 ff.), mit dem die Aloe Vera den Körper bei der Abwehr von Krankheitserregern wie Bakterien und Viren unterstützt.

Aufgrund dessen kann die Aloe Vera innerlich angewendet bei Erkältungen und Atemwegserkrankungen zur schnelleren Genesung beitragen. Vor allem Menschen mit einem generell schwachen Immunsystem helfen die Wirkstoffe der Pflanze bei regelmäßiger Einnahme auf die Sprünge. Erfahrungen haben gezeigt, dass auch bei Asthmakranken eine Linderung der Symptome eintreten kann.

▶▶▶ **WISSENSCHAFTLICH BETRACHTET:** Der amerikanische Aloe-Vera-Forscher Dr. John C. Pittmann (Quelle: J. Finnegan, R. Schmid, 2002) führt eine weitere Eigenschaft der Aloe Vera im Kampf gegen Viruserkrankungen ins Feld. Er ist der Ansicht, dass zum Beispiel Infekte mit dem Eppstein-Barr-Virus und anderen Erregern ihre Ursache in der Unterversorgung mit Nährstoffen und einer schlechten Verstoffwechselung der Nahrung haben. Aloe-Vera-Gel ist seiner Meinung nach in der Lage, einerseits die Versorgungssituation des Organismus zu verbessern und andererseits das Immunsystem zu stärken, was zusammen zu einer gesteigerten Abwehrkraft des Körpers führe.

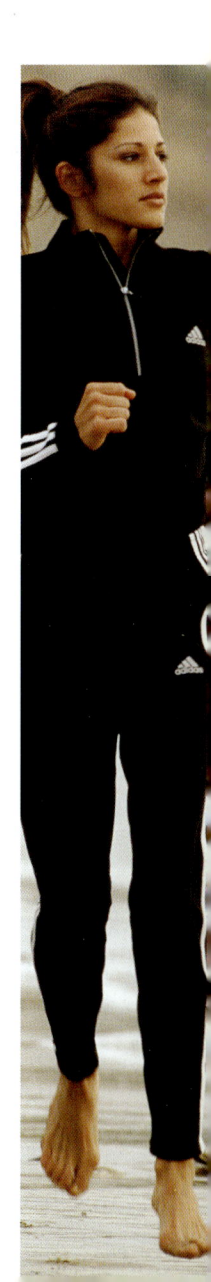

Die Wüstenlilie – eine Wunderwaffe gegen Aids?

Lässt sich die Aloe Vera gegen die Immunschwächekrankheit Aids einsetzen? Von wissenschaftlicher Seite gibt es Hinweise darauf, dass die regelmäßige Einnahme von größeren Mengen Aloe-Vera-Saft den Gesundheitszustand von Aids-Kranken verbessern kann. Ein Beispiel: 1990 wurde eine Studie, die unter der Leitung von Dr. med. Terry Pulse stattfand, veröffentlicht. Demzufolge erhielten 29 Aids-Kranke täglich eine Mischung aus etwa 570 Milliliter Aloe-Vera-Saft, essenziellen Fettsäuren, Vitaminen und Mineralstoffen. Nach drei Monaten hatte sich das Allgemeinbefinden bei vielen Studienteilnehmern verbessert: Nach sechs Monaten war der körperliche Zustand aller Studienteilnehmer (meist deutlich) besser als zu Beginn der Studie.

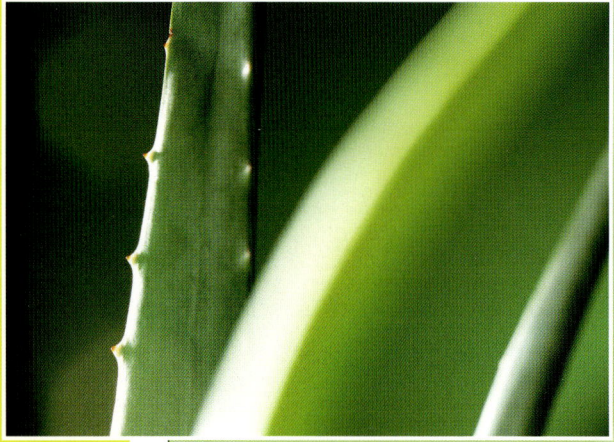

»An Aids-Kranken vorgenommene klinische Versuche zeigten, dass die Behandlung mit Aloe-Vera-Saft positive Folgen für die Patienten hatte: Das Fieber sank, nächtliche Schweißausbrüche konnten gestoppt werden, Infektionen klangen ab, die Kurzatmigkeit ging zurück, Durchfall hörte auf, sogar die Lymphknoten verkleinerten sich.« So fasst der Aloe-Vera-Spezialist Michael Peuser (2003) die Sachlage zusammen.

Der Buchautor, der sich eingehend mit den Heilwirkungen der Wüstenlilie beschäftigt hat, berichtet auch über eine der seltenen »Wunderheilungen« durch die Aloe Vera: Demnach soll ein deutscher Entwicklungshelfer aus Rio de Janeiro die bei ihm fortgeschrittene Aids-Krankheit besiegt haben, indem er neben den »normalen« Medikamenten regelmäßig eine Mixtur aus Alkohol, Honig und Aloe-Vera-Gel einnahm. Nach drei Monaten war der Virus bei ihm angeblich nicht mehr nachweisbar.

An dieser Stelle sei ausdrücklich darauf hingewiesen, dass der Wahrheitsgehalt solcher Berichte nicht nachprüfbar ist und sie daher ebenso wie andere Erfolgsmeldungen zum Thema »Aids und Aloe Vera« mit äußerster Skepsis betrachtet werden sollten. Wissenschaftlich bewiesen ist die Heilung von Aids durch Aloe-Vera-Anwendungen nicht.

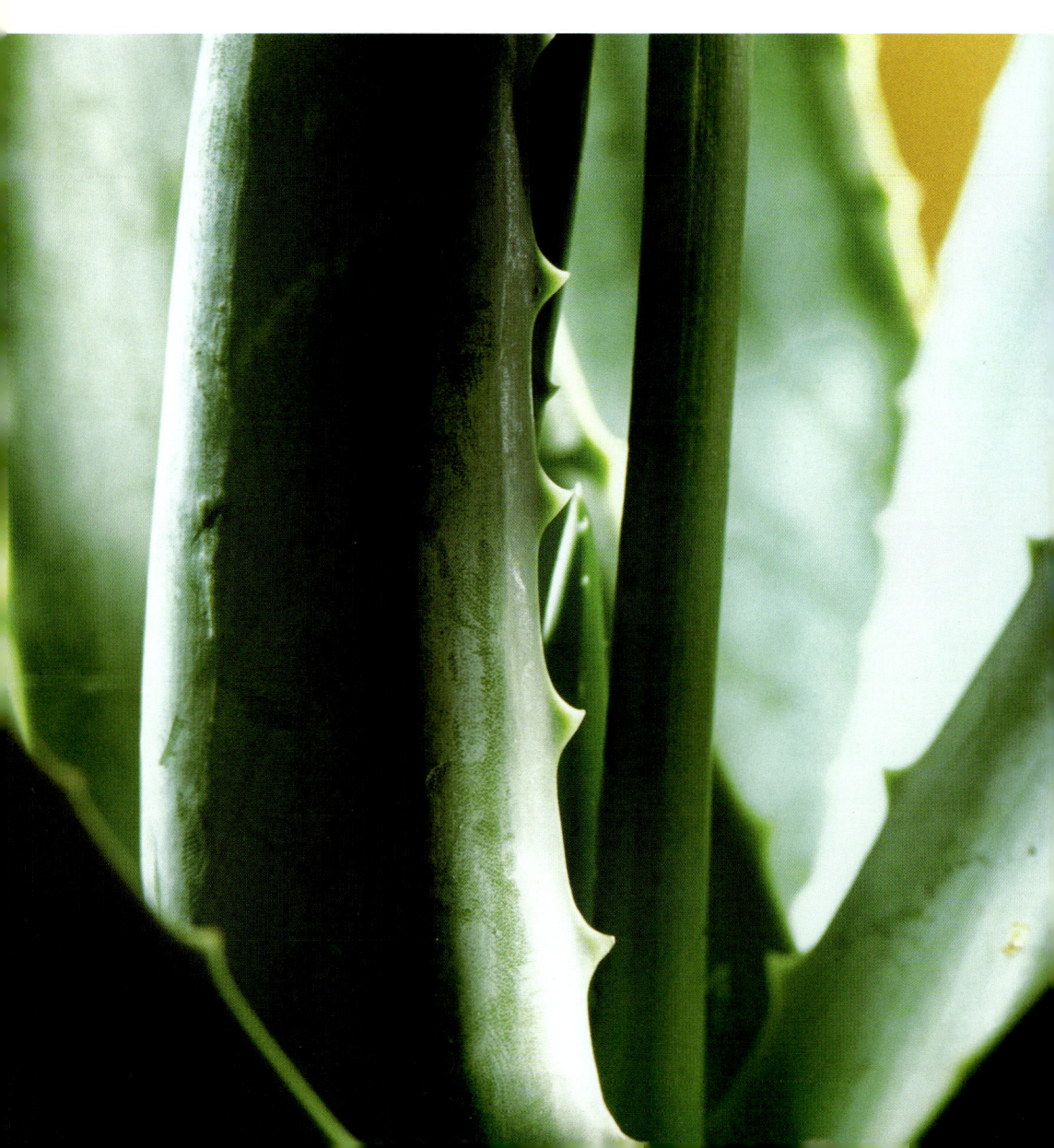

Krebs – die Grenzen der Aloe Vera

Im Zusammenhang mit der immunsystemstimulierenden Wirkung von Acemannan, anderen Polysacchariden und Lektinen, die im Blattmark der Aloe Vera vorkommen (siehe Seite 21 ff.), wird immer wieder das Thema Krebs diskutiert. Derzeitiger Erkenntnisstand ist: Mit dem Gel der Aloe-Vera-Blätter kann Krebs nicht geheilt werden – fundierte wissenschaftliche Erkenntnisse gibt es hierüber nicht.

Durch den positiven Einfluss auf das Immunsystem kann dem Gel zwar eine gewisse Vorbeugungsfunktion gegen Tumoren nicht abgesprochen werden. Eine Garantie, durch den konsequenten Einsatz von Aloe-Vera-Gel vor Krebs geschützt zu sein, hat dennoch niemand.

Allerdings hat sich die Aloe Vera als unterstützendes Mittel und wertvolle Nahrungsergänzung begleitend zur Therapie von Tumorerkrankungen vielfach bewährt. Zudem hilft sie dem Körper, sich nach Operationen zu regenerieren.

Magen und Darm – sanfte Hilfe statt Chemie

Die Haut und die Schleimhäute sind die ersten Schutzwälle, die unser Körper Krankheitserregern entgegensetzt. Daher ist es wichtig, diese Barrieren zu stärken.

Unser Verdauungssystem ist täglich einer Vielzahl von ungesunden oder schwer verdaulichen Nahrungsbestandteilen mit einer unkalkulierbaren Zahl an schädlichen Substanzen ausgesetzt. Revoltieren Magen und Darm mit Sodbrennen, Verstopfung oder gar Durchfall dagegen, greifen wir häufig zur chemischen Keule, um möglichst schnell wieder fit für den Alltag zu sein. Dabei wird der Verdauungstrakt über Gebühr belastet, darmfreundliche Bakterien werden vertrieben und feindliche Pilze breiten sich aus.

Aloe-Vera-Gel hilft hier auf sanfte Weise, die Magen-Darm-Funktionen zu harmonisieren und die Verdauungstätigkeit zu regulieren. Daher kann es bei

51

unterschiedlichen Problemen wie Magenverstimmungen, -geschwüren, Sodbrennen, Blähungen, Durchfall, Verstopfung und anderen Darmerkrankungen (Colitis ulcerosa und Reizdarm) hilfreich sein und in Verbindung mit herkömmlichen Arzneimitteln unterstützend eingesetzt werden. Denn die Inhaltsstoffe der Aloe Vera …

- ◆ pflegen nicht nur die Haut auf wunderbare Weise, sondern sind auch Balsam für die Schleimhäute. Sie schützen und regenerieren diese und sorgen für ein gesundes Säure-Basen-Gleichgewicht.
- ◆ hemmen Entzündungen und beruhigen den Magen-Darm-Trakt.
- ◆ bauen in Verbindung mit einer zuckerarmen und ballaststoffreichen Ernährung die natürliche Darmflora wieder auf und dämmen das Wachstum von schädlichen Darmpilzen ein. Dadurch werden weniger Gase und Pilzgifte im Darm gebildet, was nicht nur dem Verdauungssystem, sondern dem gesamten Organismus zu Gute kommt.

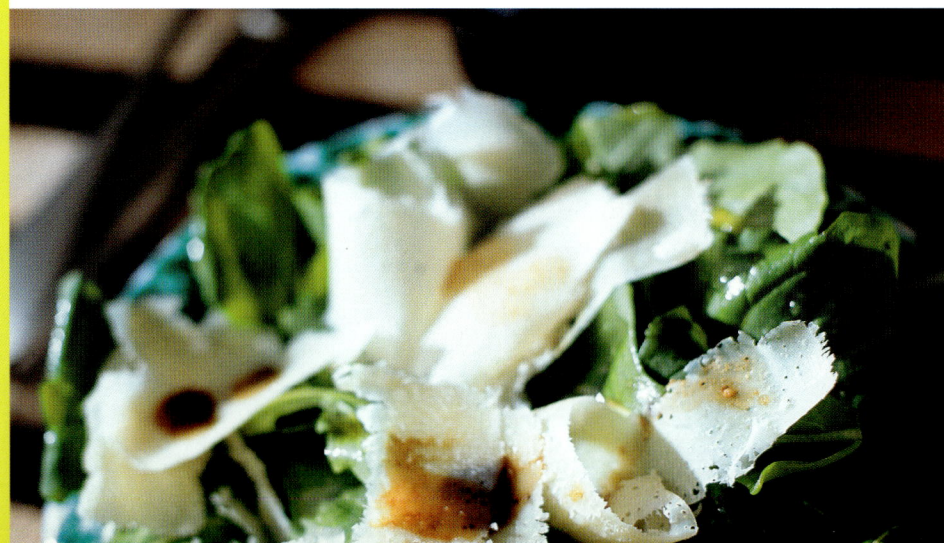

➤➤➤ **WISSENSCHAFTLICH BETRACHTET:** Wissenschaftler der Barts and London Queen Mary's School of Medicine and Dentistry erforschen, ob sich die Aloe Vera gegen Magengeschwüre effektiv einsetzen lässt. In einem Zeitungsbericht (Quelle: T. Dargartz, 2002) heißt es dazu: »Forscher der Universität London haben festgestellt, dass Aloe Vera die Produktion von Substanzen, die den Heilungsprozess im Fall einer Geschwürbildung im Bauchraum fördern, positiv beeinflusst. Getestet wurde das Gel zwar erst an Zellkulturen, doch die Forscher sind zuversichtlich, dass Aloe Vera auch in der Behandlung von Geschwüren, die als Nebenwirkung von entzündungshemmenden Medikamenten auftreten, von Nutzen ist.«

Bei der Therapie des Reizdarm-Syndroms gibt es bislang einzelne positive Erfahrungen mit Aloe-Vera-Gel. Jetzt wollen Forscher des Morriston Hospitals in Swansea (Großbritannien) untersuchen, wie Aloe-Vera-Gel beim Reizdarmsyndrom erfolgreich angewendet werden kann (Quelle: T. Dargartz, 2002).

Pilze – Nullwachstum dank Aloe Vera

Die Erfahrungen vieler Anwender zeigen, dass Aloe-Vera-Gel Probleme mit schädlichen Pilzen im Magen-Darm-Trakt, auf der Haut, im Mund und im Intimbereich beseitigen hilft. Selbst das Wachstum lästiger Candida-Pilze im Darm kann mit der Aloe Vera gehemmt werden (Quelle: R. W. Stuart, 1997). Ausreichende wissenschaftliche Erkenntnisse liegen hierzu allerdings noch nicht vor – einen Versuch ist die Anwendung von Aloe-Vera-Gel begleitend zu einer Anti-Pilz-Diät jedoch allemal wert.

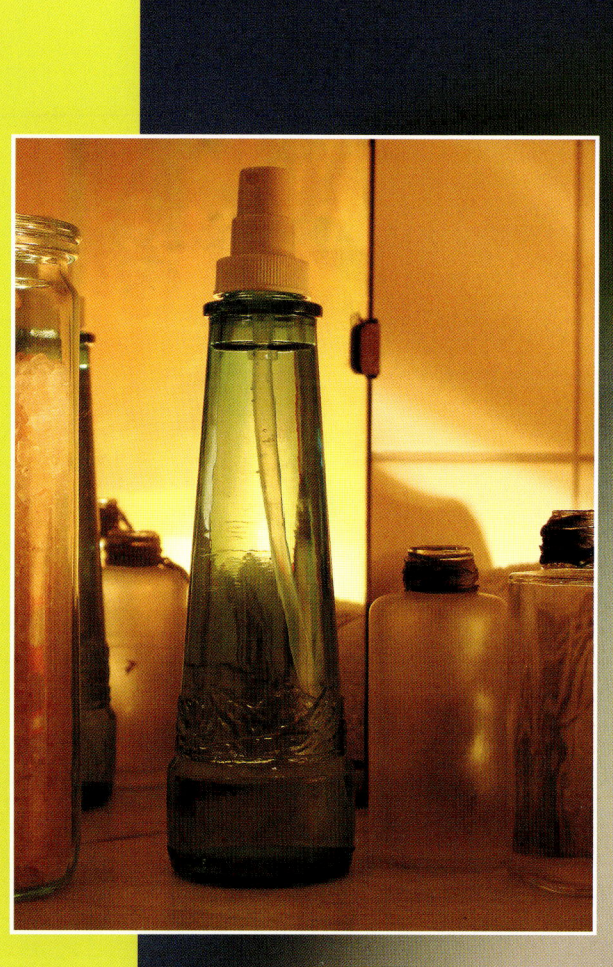

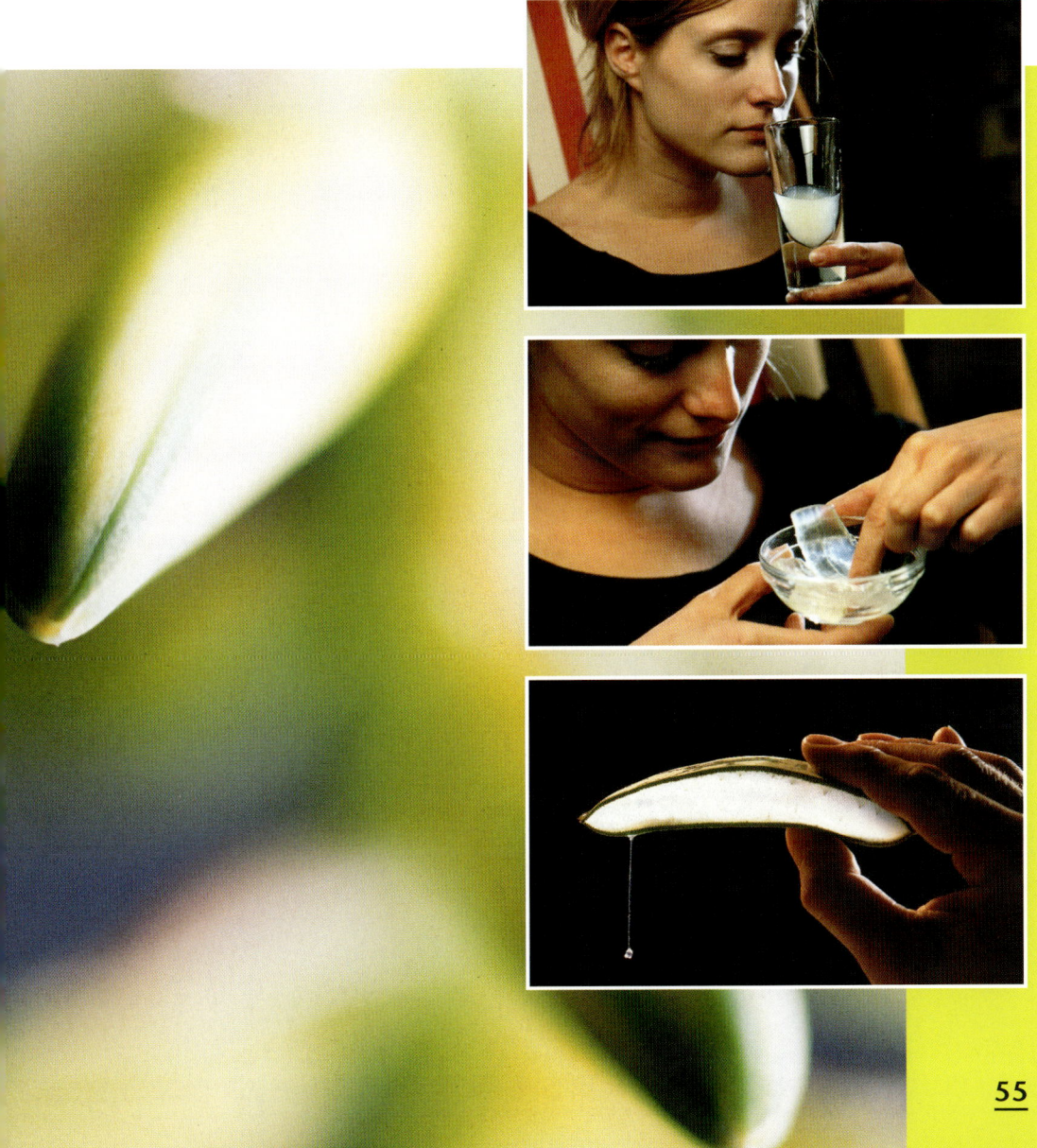

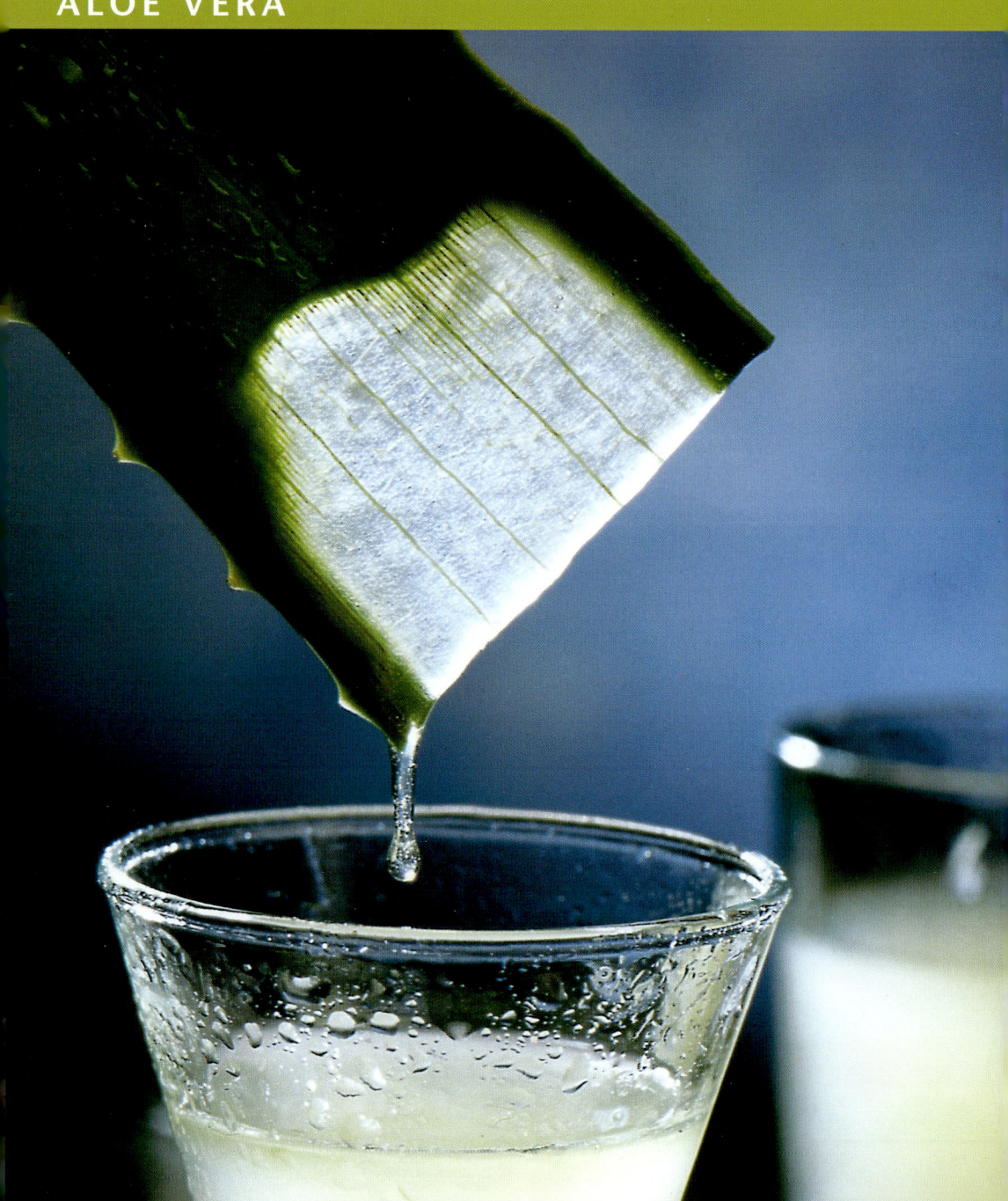

Selbsthilfe leicht gemacht

Ob im Kaufhaus, Supermarkt, Reformhaus oder Naturkostladen – Aloe-Vera-Produkte kommen mittlerweile in einer kaum überschaubaren Vielfalt daher. Die gesunden Inhaltsstoffe der Pflanze können zum Beispiel innerlich in Form von Aloe-Vera-Gel oder -Saft zum Trinken angewendet werden. Äußerlich werden sie pur oder mit anderen Grundstoffen gemischt als Pflegemittel in Cremes und Lotionen (von feucht bis fett für Tag und Nacht) eingesetzt. Deodorants, Gesichts- und Mundwasser, Lippenstifte, Öl, Reinigungsmilch, Seifen, Sonnenschutzmittel, Zahncremes und weitere Körperpflegeprodukte sind ebenfalls mit Aloe-Vera-Zusätzen erhältlich. Darüber hinaus werden Shampoos, Haarkuren und Styling-Gel mit Extrakten der Pflanze angeboten, die Haare und Kopfhaut gleichermaßen pflegen sollen.

Von der Tagescreme bis zum Fruchtsaft – bunte Vielfalt der Aloe-Vera-Produkte

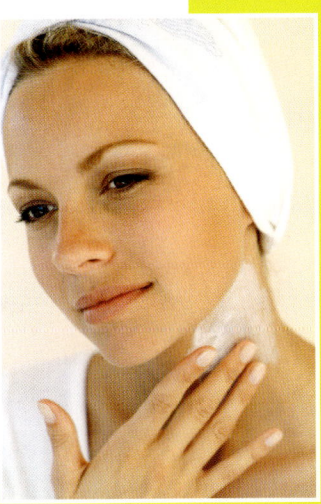

WICHTIG!

Für die in diesem Kapitel vorgestellten Selbstanwendungen benötigen Sie reines, anthraglykosidfreies Aloe-Vera-Gel (Aloe-Vera-Anteil mindestens 95 Prozent). Wird es innerlich angewendet, bezeichnen wir es der Einfachheit halber als Aloe-Vera-Saft (Trinksaft), obwohl es im Handel sowohl unter der Bezeichnung Saft als auch Gel angeboten wird.

Gibt es Nebenwirkungen?

Reiner, anthraglykosidfreier Aloe-Vera-Saft kann ohne Risiko für die Gesundheit selbst in größeren Mengen und über längere Zeiträume getrunken werden. Bei der inneren und äußeren Anwendung kommt es in der Regel nicht zu Nebenwirkungen. Lediglich vereinzelt können – wie bei allen Nahrungsmitteln – allergische Reaktionen auftreten. Setzen Sie das verwendete Produkt in diesem Fall sofort ab. Dies gilt auch für Menschen mit einem besonders empfindlichen Magen, wenn nach der Einnahme des Gels Magenreizungen auftreten.

Generell gilt:
- Wenden Sie die Aloe Vera innerlich an, trinken Sie zunächst keine große Mengen, sondern steigern Sie die Dosis kontinuierlich. Ansonsten kann es anfänglich zu Durchfällen kommen.
- Beachten Sie die Hinweise auf der Packung oder der Packungsbeilage.
- Wollen Sie Aloe-Vera-Gel in der Schwangerschaft oder in der Stillzeit anwenden, fragen Sie zunächst einen Behandelnden um Rat.

Nahrungsergänzungen – für jeden Geschmack ist etwas dabei

Nahrungsergänzungsmittel aus Aloe Vera werden gewöhnlich als **Trinksaft bzw. -gel** im Handel angeboten. Meist werden sie aus dem Mark der Blätter gewonnen. Stellt der Anbieter sie aus dem ganzen Blatt her, ist es wichtig, dass die Anthraglykoside, die abführenden Bitterstoffe, herausgefiltert worden sind, weil diese nur in Absprache mit einem Therapeuten eingenommen werden dürfen.

Neben dem reinen Saft oder Gel gibt es mittlerweile eine Reihe weiterer Aloe-Vera-Nahrungsergänzungen:

- Drinks mit **Fruchtsaft:** Sofern sie einen ausreichend hohen Anteil Aloe-Vera-Gel (mindestens 80 Prozent) enthalten, ist gegen diese schmackhafte Variante nichts einzuwenden.

- **Kapseln** und **Tabletten** zum Schlucken oder Kauen: Diese Darreichungsformen haben den Vorteil, dass sie problemlos in der Handtasche oder im Reisegepäck mitgenommen werden können und leicht dosierbar sind. Es gibt jedoch kritische Stimmen, die meinen, dass ein großer Teil der Vitalstoffe bei der Trocknung des Gels vernichtet wird. Gegenargument der Saft-Kritiker: Während sich die Inhaltsstoffe in der Flüssigkeit langsam zersetzen und mit der Zeit immer mehr an Wirkung verlieren, zeichnen sich »getrocknete« Aloe-Vera-Produkte durch eine lange Haltbarkeit aus. Lassen Sie es selbst auf einen Praxistest angekommen. Bilden Sie sich Ihr eigenes Urteil!

- **Frische Aloe-Vera-Blätter:** Wer auf naturbelassene, unverarbeitete Produkte schwört, der kann sich frische Aloe-Vera-Blätter über den Versandhandel ins Haus schicken lassen. Im Gemüsefach des Kühlschranks halten sich die Blätter über mehrere Wochen. Das Gel der Blätter wird dann stückweise verzehrt oder — weil der Geschmack sehr herb und nicht jedermanns Sache ist — mit Fruchtsäften gemischt getrunken.

Einige Anbieter nutzen zur Herstellung von Aloe-Vera-Trinksaft das frische Gel des Blattmarks oder das frische Blatt, andere verwenden Konzentrat (durch Wasserentzug hergestellt) oder gefriergetrocknetes Gel.

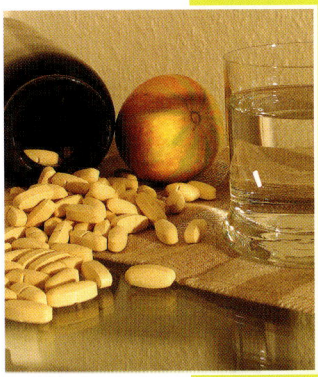

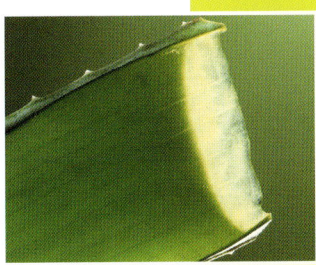

Die Aloe Vera auf der Fensterbank

Holen Sie sich Ihre Apotheke doch einfach ins Haus! Die Aloe Vera auf der heimischen Fensterbank ist anspruchslos. Sie benötigt lediglich viel Licht (als Topfpflanze ohne direkte Sonnenstrahlung) und sandige Erde mit gutem Wasserabfluss. Alle zwei Wochen gießen genügt, im Winter weniger. Im Sommer kann die Pflanze draußen stehen, in der kühleren Jahreszeit muss sie jedoch wieder rechtzeitig ins Haus geholt werden, denn Temperaturen unter vier Grad Celsius mag sie nicht. Bedenken Sie: Wenn Sie die Aloe Vera als Pflege- oder Gesundheitselixier nutzen wollen, sollte sie mindestens drei bis vier Jahre alt sein.

So wenden Sie das Gel an!

Um an das für die Gesundheit so wertvolle Gel der Blätter zu gelangen, schneiden Sie zunächst ein Blatt von der Pflanze ab. Da die Aloe Vera über ein erstaunliches Wundheilungspotenzial verfügt, können Sie auch Teile des Blattes abtrennen. Die hinterlassene Wunde schließt sich sehr schnell und ohne negative Folgen für die Pflanze. Vermeiden Sie den Kontakt mit dem haut- und schleimhäutereizenden, anthraglykosidhaltigen Saft an der Blattrinde.

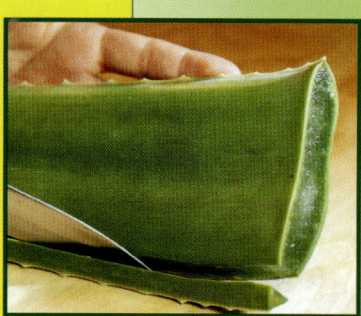
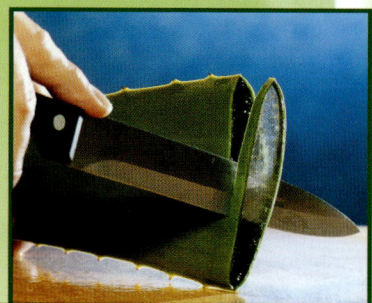
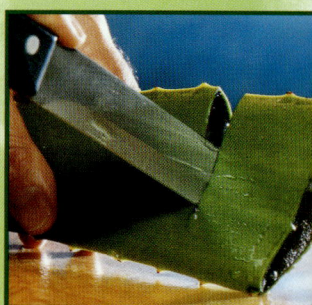

Aloe ist nicht gleich Aloe
Im Blumenhandel werden
Aloe-Arten angeboten,
die der Aloe Vera zum
Verwechseln ähnlich sehen,
aber nur einen Bruchteil
ihrer Wirkung besitzen.
Erkundigen Sie sich, ob es
sich tatsächlich um die echte
Aloe (Aloe Vera; lateinisch:
Aloe barbadensis Miller oder
Aloe Vera Linné) handelt!

Entfernen Sie von dem abgetrennten Aloe-Blatt zunächst die stacheligen Ränder und schälen Sie dann die dicke äußere Blattschicht mit einem scharfen Messer auf einer Seite ab, so dass das Gel sichtbar ist. Sie können die Gelseite des Blattes nun direkt auf die zu pflegenden Hautstellen legen, die gelartige Masse mit einem Löffel herauslösen oder das Blattmark mit einem Messer von der verbliebenen äußeren Blattschicht abtrennen, so dass Sie ein »Gel-Filet« haben. Reiben Sie das Gel entweder pur in die entsprechenden Hautstellen ein oder mischen Sie es mit anderen Hautpflegemitteln wie Masken oder Cremes. Da das aus dem Blatt herausgelöste Gel seine Wirksamkeit innerhalb von wenigen Stunden verliert, sollten Sie es sofort verbrauchen.

Die innere Anwendung des Aloe-Vera-Safts aus Frischblättern ist nur unter Vorbehalt zu empfehlen. Häufig befinden sich noch Spuren von Anthraglykosiden, die direkt unter der Blattrinde sitzen, in dem Gel. Diese besitzen eine stark abführende Wirkung und eignen sich nicht zur Selbstbehandlung. Lösen Sie das Gel daher besonders großzügig von der Rinde ab — lassen Sie ein paar Millimeter am Blattrand stehen und vermeiden Sie jeden Hautkontakt mit der Rinde.

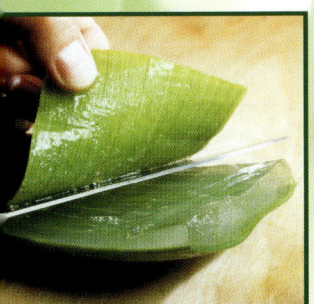
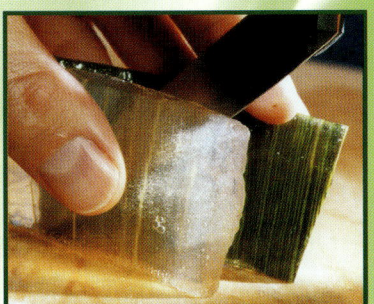
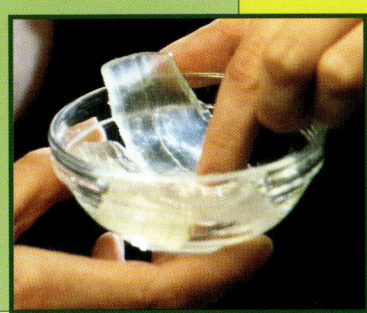

Die schnelle und schonende Verarbeitung ist ein wichtiges Qualitätsmerkmal für Aloe-Vera-Produkte. Informieren Sie sich darüber auf der Verpackung und der Verpackungsbeilage oder erkundigen Sie sich beim Hersteller.

Qualitätsprodukt Aloe Vera – darauf sollten Sie achten

Es ist als Verbraucher nicht immer leicht, aus der Vielzahl der Aloe-Vera-Produkte, die im Markt erhältlich sind, die qualitativ hochwertigen herauszufinden. Als aufmerksamer Kunde sollten Sie folgende Kriterien beachten:

- Die Produkte sollten die »echte Aloe«, also die Aloe barbadensis Miller bzw. die Aloe Vera Linné enthalten.
- Viele wertvolle Inhaltsstoffe der Aloe Vera gehen bereits wenige Stunden nach dem Ernten verloren, weil sie licht- und hitzeempfindlich sind und bei Berührung mit Sauerstoff schnell oxidieren. Um damit verbundene Wirkstoffverluste zu vermeiden, muss das Gel der Blätter innerhalb kurzer Zeit schonend stabilisiert werden – zum Beispiel mit Vitamin C (Ascorbinsäure), Vitamin E oder Zitronensäure.
- Die Verpackung sollte lichtundurchlässig (zum Beispiel farbiges Glas oder Kunststoffbehälter) und beim Kauf luftabgeschlossen sein.
- Aloe-Vera-Säfte sind umso wirksamer, je mehr Pflanzenwirkstoffe sie enthalten. Entscheiden Sie sich daher für Nahrungsergänzungen, deren Aloe-Vera-Konzentration möglichst nahe bei 100 Prozent liegt. Sollten Sie Kosmetika mit den Wirkstoffen der Aloe Vera kaufen wollen, vergleichen Sie die Produkte verschiedener Hersteller und entscheiden Sie sich auch hier für diejenigen mit der höchsten Aloe-Vera-Konzentration. Dabei gilt: Je weiter vorne die Aloe in der Liste der Inhaltsstoffe der Produkte steht, desto höher liegt ihr Anteil. Viele Produkte enthalten weniger als drei Prozent Aloe Vera. Bei dieser geringen Menge bleiben die erwünschten Effekte auf die Haut aus.

◆ Achten Sie auf den Geschmack der Nahrungsergänzungen: Säfte aus hochwertigem, natürlich stabilisiertem Aloe-Vera-Gel sollten nicht zu lecker sein, da das Gel von Natur aus einen etwas herben Geschmack und Geruch hat, der selbst durch die Zugabe von Zitronensäure oder Fruchtkonzentraten nicht ganz verschwindet. Achtung! Schmeckt der Saft nach Essig, ist er verdorben.

Rezepturen für schöne Haut, Haare und Nägel

Seit Jahrtausenden wird der Saft der Aloe Vera als pflegendes Elixier für einen strahlenden Teint und glänzende Haare eingesetzt. Leider ist nicht jede der schönheitsspendenden Anwendungen überliefert, mit denen sich die holde Weiblichkeit in der Vergangenheit vor der Männerwelt prächtig in Szene zu setzen versuchte. Einige Rezepturen, von denen wir heute noch Kenntnis haben, und andere, die neu hinzugekommen sind, werden auf den folgenden Seiten vorgestellt.

Fit beim Kampf um die schlanke Linie

Die Aloe Vera hält Sie auch in Zeiten fit, in denen die Mahlzeiten weniger üppig ausfallen. Trinken Sie daher parallel zu einer Diät dreimal täglich einen Esslöffel reinen Aloe-Vera-Saft. Damit nehmen Sie jede Menge Nährstoffe, aber nicht einmal drei Kilokalorien auf.

TIPP

Viele Frauen schwören auf die Wirkung der Aloe Vera gegen Altersflecken. Durch mehrmals tägliches Auftragen von reinem Aloe-Vera-Gel verschwinden diese zwar nicht ganz, verblassen aber deutlich.

Körperpflege für jeden Hauttyp

Reiben Sie Ihren Körper und Ihr Gesicht morgens und abends mit reinem Aloe-Vera-Gel ein. Damit pflegen Sie Ihre Haut und beugen Alterserscheinungen vor. Diese Anwendung ist für jeden Hauttyp – von normal bis trocken, fett, spröde oder strapaziert – geeignet.

Gesichtsmasken – regenerierend und entspannend

Maske mit Aloe-Vera-Gel
Ein Esslöffel Aloe-Vera-Gel • zwei Teelöffel Honig •
zwei Esslöffel Quark

Verrühren Sie die Zutaten und tragen Sie die Masse gleichmäßig auf das gereinigte Gesicht, den Hals und das Dekolleté auf. Sparen Sie die Augenpartie aus. Lassen Sie die Maske etwa 15 Minuten einwirken. Sie können diese Zeit herrlich für eine kurze Entspannung nutzen. Waschen Sie die Maske danach mit klarem lauwarmen Wasser ab.

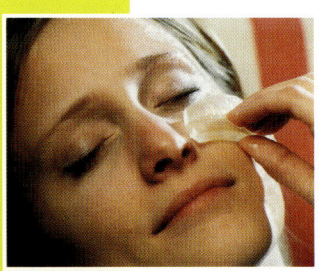

Maske aus frischen Aloe-Blättern

Legen Sie sich entspannt auf den Rücken und bedecken Sie Ihr Gesicht, Ihren Hals und Ihr Dekolleté mit der Gelseite frischer Aloe-Vera-Blätter (siehe Seite 59 ff.). Nach etwa 15 Minuten können Sie diese abnehmen. Die bedeckten Hautpartien anschließend kurz mit klarem lauwarmen Wasser abspülen.

Peeling plus Aloe Vera

Reinigung und Pflege in einem: Mischen Sie unter Ihre Peeling-Creme etwas reinen Aloe-Vera-Saft und wenden Sie diese wie gewohnt an.

Wahre Schönheit kommt von innen

Die allerbeste und teuerste Hautpflege nützt nichts, wenn der Körper über die Nahrung nicht gleichzeitig mit aufbauenden Vitalstoffen versorgt wird. Wahre Schönheit kommt eben von innen. Die Aloe Vera enthält eine Vielzahl wertvoller Nährstoffe, welche die Regeneration der Körpergewebe, also auch der Haut, unterstützen. Trinken Sie im Dienste einer gesunden und schönen Haut daher zwei- bis dreimal täglich einen Esslöffel reinen Aloe-Vera-Saft vor den Mahlzeiten. Wenn Sie der etwas bittere Geschmack des Aloe-Gels stört, können sie es mit Fruchtsaft oder Mineralwasser mischen. Oder schauen Sie in unsere Cocktailrezepte!

TIPP

Die Aloe-Vera-Öl-Massage: Gönnen Sie sich ab und zu eine Massage mit einem Aloe-Vera-Ölauszug (im Handel erhältlich). Diese wirkt vor allem nach dem Baden, Duschen und Sonnenbaden wunderbar pflegend und entspannend.

Wohltat nach dem Duschen – natürliche Regeneration für Sonnenhungrige

Reiben Sie Ihren Körper nach dem Duschen oder Sonnenbaden mit Aloe-Vera-Gel ein. Das beruhigt strapazierte Haut und gibt ihr verlorene Feuchtigkeit zurück, macht sie geschmeidiger und wirkt wie ein natürliches Deodorant.

Achtung! Aloe Vera pflegt und regeneriert die Haut, schützt jedoch nur sehr begrenzt vor einem Sonnenbrand. Sie sollten beim Sonnenbaden daher immer eine Sonnenschutzcreme mit angemessenem Lichtschutzfaktor verwenden.

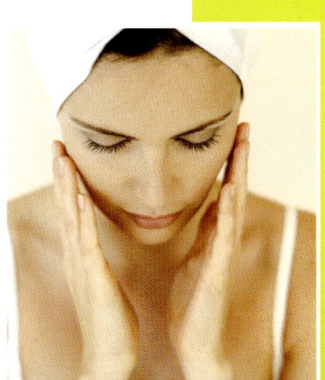

ALOE VERA

Zellulite ist kein Problem einer Minderheit: Mehr als 80 Prozent aller Frauen über 20 Jahre haben sie!

Zellulite – Hilfe für die Problemzonen der Frau

Zellulite – so lautet die Bezeichnung für schlaffes Bindegewebe, das an Po, Oberschenkeln, Hüften oder Bauch auftritt. Zellulite ist der Alptraum vieler Frauen. Leider gibt es noch kein Wundermittel, mit dem dieser Schönheitsmakel vollständig in den Griff zu bekommen ist. Auch die Aloe Vera kann nur begrenzt helfen.

Trinken Sie dreimal täglich einen Esslöffel reinen Aloe-Vera-Saft vor den Mahlzeiten und massieren Sie die betroffenen Hautpartien mehrmals pro Tag mit dem puren Gel. Darüber hinaus wirken Wechselbäder, viel Bewegung, Kieselsäure und andere pflanzliche Essenzen (zum Beispiel aus Efeublättern) unterstützend.

Hautpflege für Schwangere und Stillende

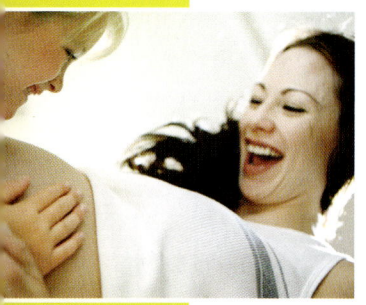

Viele Frauen schwören auf das tägliche Einreiben mit Aloe-Vera-Gel während der Schwangerschaft und nach der Entbindung. Damit soll der Körper vor Schwangerschaftsstreifen und Zellulite bewahrt werden. Wissenschaftlich bewiesen ist diese Wirkung allerdings nicht.

Besonders empfehlenswert ist Aloe-Vera-Gel für die Pflege der Brust von Stillenden. Mehrmals täglich aufgetragen beruhigt es die Haut und verhindert Pilzinfektionen und Entzündungen.

Verwöhnprogramm für Hände, Füße und Nägel

Hände, Füße und Nägel sind sehr dankbar für eine Massage mit Aloe-Vera-Gel. Vorhandene Hornhaut wird weicher und Druckstellen erholen sich. Besonders

66

bei Entzündungen am Nagelbett fördert das Gel – mehrmals täglich aufgetragen – die Heilung.

Gesundes und kräftiges Haar: Das Gel von Aloe-Vera-Blättern regeneriert die Kopfhaut, hemmt die Schuppenbildung, pflegt die Haare und regt ihr Wachstum an.

Zeigt her eure Haare

Aloe Vera, das ist Haarpflege bis in die Spitzen. Voraussetzung dafür ist, dass die Vitalstoffe der Pflanze genügend Zeit haben, ihre Wirkung zu entfalten. Beim Waschen mit Aloe-Vera-Shampoos ist die Einwirkdauer viel zu kurz. Effektiver sind Kuren auf Aloe-Basis, die sowohl die Haare als auch die Kopfhaut pflegen. Im Handel werden viele Fertigprodukte angeboten. Darüber hinaus sind folgende Rezepturen empfehlenswert.

Natur pur: Anwendung von reinem Gel

Verteilen Sie etwas Aloe-Vera-Gel – je nach Haarlänge ein bis drei Teelöffel – nach dem Waschen im handtuchtrockenen Haar und spülen Sie es nach etwa 15 Minuten mit klarem Wasser aus. Legen Sie während der Einwirkdauer eine Plastikhaube und ein Handtuch um den Kopf.

Kurpackung mit Ei
Vier Esslöffel Aloe-Vera-Gel • zwei Esslöffel Olivenöl (kaltgepresst) • ein Eigelb

Mischen Sie die Zutaten und tragen Sie die Mixtur auf die Kopfhaut und die Haare auf. Legen Sie sich eine Plastikhaube und ein Handtuch um den Kopf und lassen Sie das Ganze mindestens 20 Minuten oder besser über Nacht einwirken. Die Haare anschließend mit Shampoo waschen.

67

Wohltuende Massage gegen fettiges Haar

Massieren Sie Ihre Kopfhaut je nach Bedarf dreimal wöchentlich bis einmal täglich mit Aloe-Vera-Gel. Das beruhigt die Kopfhaut, reguliert die Talgproduktion und beugt lästigem Nachfetten der Haare vor.

Anwendungen bei Gesundheitsbeschwerden von A bis Z

»Sie fragten mich nach dem Geheimnis der Kräfte während meiner langen Fastenperioden. Es waren… mein anspruchsloses Leben und die Pflanze Aloe, deren wohltuende Wirkung ich… kennen lernte.«
Mahatma Gandhi in einem Brief

Innerlich und äußerlich kann das Gel aus dem Inneren der Aloe-Vera-Blätter gegen eine Vielzahl von Beschwerden eingesetzt werden und den Gesundungsprozess bei zahlreichen Krankheiten unterstützen. Bedenken Sie dabei: Die Selbstbehandlung von Gesundheitsbeschwerden sollte immer eine Behandlung ohne Risiko sein. Sie setzt ein großes Maß an Eigenverantwortung voraus. Versuchen Sie also nicht, ernsthafte Erkrankungen im Alleingang zu therapieren, sondern fragen Sie im Zweifelsfall stets einen Therapeuten um Rat.

Abwehrschwäche

Wer ein dauerhaft schwaches Immunsystem hat, trinkt zur Stärkung dreimal täglich zweieinhalb Esslöffel Aloe-Vera-Saft kurmäßig über einen Zeitraum von mindestens drei Monaten.

WICHTIGER HINWEIS!

Das sollten Sie bei der Anwendung beachten!

◆ **Trinken Sie Aloe-Vera-Gel oder -Saft *stets vor den Mahlzeiten!***

◆ **Wer den bitteren Geschmack von Aloe-Vera-Saft nicht mag, kann ihn *mit Fruchtsaft* oder *mit stillem Mineralwasser und einem Spritzer Zitronensaft* gemischt trinken. Wichtig: Die Mengenangaben in diesem Kapitel beziehen sich auf den reinen Saft bzw. das reine Gel (Aloe-Vera-Konzentration von 95 bis 100 Prozent).**

◆ **Kinder bis 12 Jahre nehmen etwa die Hälfte der angegebenen Mengen.**

Akne

Erfahrungsberichte zeigen, dass Aloe-Vera-Gel bei einer Vielzahl von Menschen zu einem deutlich verbesserten Hautbild bei Akne führt. Hilfreich ist, die betroffenen Stellen mindestens zweimal pro Tag mit Aloe-Vera-Gel zu betupfen. Unterstützen Sie den Heilungsprozess mit dreimal täglich einem Esslöffel Aloe-Vera-Saft innerlich. Tragen Sie zusätzlich ab und zu eine Maske auf (siehe Seite 64). Bedenken Sie jedoch, dass Akne eine langwierige Erkrankung ist, die bei starker Ausprägung immer in die Hände eines Therapeuten gehört.

Allergien

Das Blattmark der Aloe Vera enthält Substanzen, die unser Abwehrsystem harmonisieren und daher bei Allergien hilfreich sein können. Trinken Sie dreimal pro Tag einen bis eineinhalb Esslöffel Aloe-Vera-Saft. Bei allergischen Hautreaktionen bestreichen Sie die betroffenen Stellen mehrmals täglich mit Aloe-Vera-Gel. Das beruhigt die Haut und lindert den Juckreiz.

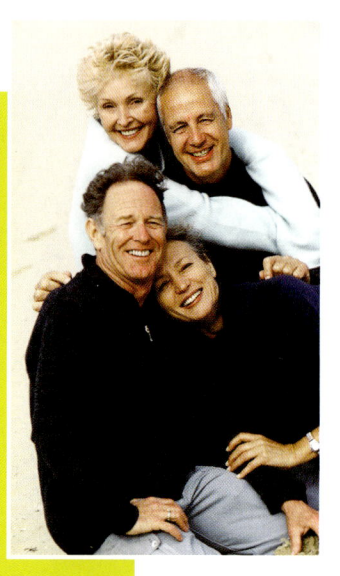

Alterserscheinungen

Aloe-Vera-Gel entfaltet einen positiven Effekt auf das Herz-Kreislauf-System, stärkt die Abwehr und reguliert die Verdauung. Genau diese Wirkungen sind mit fortschreitendem Lebensalter von großer Bedeutung. Darüber hinaus entschlackt es den Organismus und versorgt die Haut sowie andere Organe mit wertvollen Nährstoffen, die ältere Menschen dringend benötigen. Kurzum: Aloe-Vera-Gel hält jung.

Um Alterserscheinungen vorzubeugen nehmen Sie täglich mindestens drei Esslöffel Aloe-Vera-Saft zu sich. Dabei gilt: Je jünger Sie mit dieser »Anti-Aging-Kur« beginnen, desto wirkungsvoller ist sie.

Antriebslosigkeit und Dauermüdigkeit

Sind Sie ständig müde, fühlen Sie sich permanent abgespannt und laufen Sie häufig lustlos durchs Leben? Dann gibt Ihnen eine Aloe-Vera-Trinkkur frische Energie und neuen Schwung! Trinken Sie mindestens drei Monate lang viermal täglich einen Esslöffel Aloe-Vera-Saft. Die Wirkung wird Sie überzeugen!

Erkältungen

Bei Schnupfen, Husten oder Heiserkeit ist es empfehlenswert je nach Stärke der Beschwerden, dreimal täglich einen bis drei Esslöffel Aloe-Vera-Saft zu trinken. Essen Sie darüber hinaus viel vitaminreiches Obst und Gemüse. Zusätzliche Vitamin-C-Gaben stärken Ihr Immunsystem. Führen Sie diese Kur auch nach Ende der Beschwerden noch einige Wochen weiter, damit Sie nicht von der nächsten Erkältungswelle direkt wieder geschnappt werden können.

TIPP

Haben Sie einen Hexen-schuss, probieren Sie doch einmal folgende Anwendung aus: Reiben Sie den schmerzenden Bereich mit Aloe-Vera-Eis ein. Frieren Sie dafür das pure Gel der Pflanze zum Beispiel in einem Eiswürfelbehälter ein. Beim Auftragen wird das Gel flüssig und dringt in die Haut ein.

Gelenkprobleme und Rückenbeschwerden

Aloe Vera kann starke Gelenkbeschwerden zwar nicht heilen, bringt aber in vielen Fällen Linderung. Anwendungsempfehlung: Trinken Sie drei bis sechs Monate lang dreimal täglich eineinhalb Esslöffel Aloe-Vera-Saft. Alternativ können sie es auch mit einer Intensiv-Trinkkur versuchen, bei der Sie dreimal täglich zwei bis drei Esslöffel Saft über zwei bis drei Monate hinweg nehmen. Reiben Sie die Gelenke zusätzlich mehrmals täglich mit Aloe-Vera-Gel ein oder legen Sie das Gel filetierter Aloe-Vera-Blätter auf die betroffenen Gelenke.

Halsschmerzen

Das Gurgeln mit Aloe-Vera-Saft hat sich bei Halsschmerzen bewährt. Es dämpft die Schmerzen, beruhigt die Schleimhäute und lindert die Entzündung. Trinken Sie zusätzlich dreimal täglich einen bis eineinhalb Esslöffel Aloe-Vera-Saft, um Ihr Immunsystem zu stärken. Und führen Sie die Kur nach Abklingen der Beschwerden noch einige Wochen weiter, um bei neuen Infektionen gerüstet zu sein.

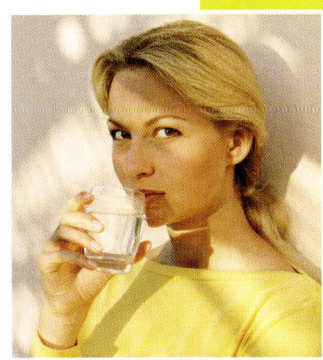

Hautprobleme

Mehrmals täglich auf die Haut aufgetragen wirkt Aloe-Vera-Gel entzündungshemmend und heilungsfördernd. Es lindert die Beschwerden bei Allergien und Ausschlägen, Hautunreinheiten, Juckreiz, Pilzerkrankungen, leichten Verbrennungen sowie kleineren Schnitt- und Schürfwunden. Zur Unterstützung der äußeren Anwendung trinken Sie dreimal täglich einen Esslöffel Aloe-Vera-Saft.

71

Balsam für den Babypo: Reiben Sie den Po Ihres Babys beim Wickeln mit Aloe-Vera-Gel ein und geben Sie etwas Öl darüber. Das wirkt vorbeugend gegen Entzündungen und fördert die Heilung bei Wundsein.

Vor allem gegen *Gürtelrose* (Psoriasis) und *Neurodermitis* hat sich der Einsatz der Aloe Vera bewährt. Trinken Sie viermal täglich ein bis zwei Esslöffel Aloe-Vera-Saft über einen Zeitraum von mindestens drei Monaten (bei Bedarf zweimal pro Jahr). Danach sollte die Dosis auf zwei- bis dreimal täglich einen Esslöffel gesenkt werden.

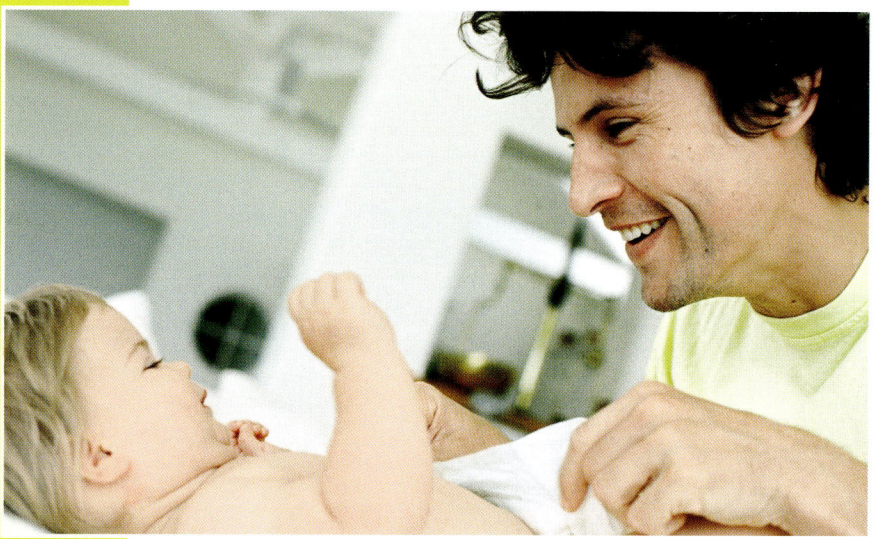

Insektenstiche

Bei Insektenstichen tupfen Sie mehrmals täglich pures Aloe-Vera-Gel auf die betroffenen Hautstellen. Das kühlt, lindert den Juckreiz, wirkt entzündungshemmend und heilungsfördernd. Wollen Sie die kleinen Plagegeister erst gar nicht zum Zuge kommen lassen, reiben Sie Ihren ganzen Körper mit Aloe-Vera-Gel ein. Die Insekten mögen den Geruch nicht und bleiben Ihnen fern.

Magen-Darm-Beschwerden

Beugen Sie Verdauungsstörungen wie *Völlegefühl* und *Übelkeit* vor, indem Sie vor einer üppigen Mahlzeit einen Esslöffel Aloe-Vera-Saft zu sich nehmen.

Gegen *Blähungen* hilft die Einnahme von einem Esslöffel Aloe-Vera-Saft. Wiederholen Sie die Anwendung stündlich, bis die Beschwerden verschwunden sind.

Bei leichtem *Durchfall* trinken Sie dreimal täglich ein bis zwei Teelöffel Aloe-Vera-Saft. Ist der Durchfall abgeklungen, nehmen Sie zur Regeneration des Verdauungssystems etwa zwei bis drei Wochen lang drei- bis viermal täglich einen Esslöffel Aloe-Vera-Saft.

Gegen *Sodbrennen* kann eine mehrwöchige Aloe-Vera-Kur helfen. Dafür sollten Sie viermal täglich einen Esslöffel Saft trinken.

Mundgeruch, Entzündungen und Pilzbefall im Mund

Mundspülungen mit Aloe-Vera-Saft sind ein bewährtes Mittel gegen Mundgeruch und leichte Infektionen im Mund. Sie lindern Entzündungen, helfen der Mundschleimhaut bei der Regeneration und zeigen auch bei Pilzbefall Wirkung. Spülen Sie dafür den Mund morgens und abends ein bis zwei Minuten lang mit Aloe-Vera-Saft. Ziehen Sie den Saft durch die Zahnzwischenräume und spucken Sie ihn zum Schluss wieder aus.

Die Ursache für Mundgeruch muss nicht im Mund selbst liegen, sondern gründet häufig in Erkrankungen des Magen-Darm-Traktes, Stoffwechselstörungen, Hunger, Infektionskrankheiten etc. Haben Sie dauerhaft schlechten Atem, empfiehlt es sich daher, neben den Mundspülungen zur Stärkung zusätzlich dreimal täglich einen bis eineinhalb Esslöffel Aloe-Vera-Saft zu nehmen.

TIPP

**Ein paar Tropfen Teebaumöl
als Beigabe zum Fußbad
steigern die Wirkung der
Aloe Vera.**

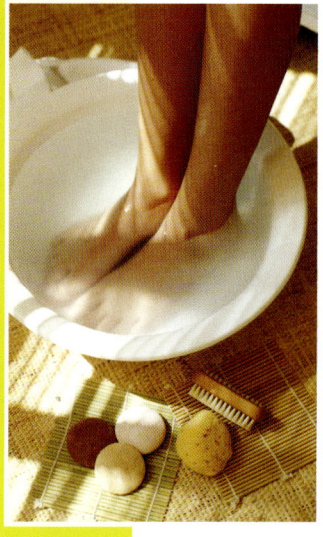

Muskelverspannungen

Aloe-Vera-Gel und Aloe-Vera-Öl (siehe Seite 65) sind hervorragende Mittel für wohltuende Massagen. Bei Verspannungen wirkt das Einmassieren in die betreffende Muskelpartie lindernd.

Pilzerkrankungen

Unser Darmsystem hat eine zentrale Funktion bei der Immunabwehr. Pilzerkrankungen im Verdauungstrakt ziehen daher häufig eine Immunschwäche nach sich. Innerlich angewendet hemmt die Aloe Vera das Pilzwachstum und stärkt die Abwehr.

Gegen *Darmpilze* wie Candida albicans empfiehlt sich eine Aloe-Vera-Trinkkur: Nehmen Sie zur Regeneration der Darmschleimhaut zwei bis drei Monate lang dreimal täglich vier Esslöffel Aloe-Vera-Saft ein. Stellen Sie bei Candida-Befall außerdem Ihre Ernährung um. Süßigkeiten und Weißmehl sind tabu! Essen Sie stattdessen viel frisches Obst, Gemüse und Vollkornprodukte.

Gegen *Fußpilz* helfen Aloe-Vera-Bäder. Mischen Sie dazu fünf Esslöffel Gel der Pflanze mit einem halben Liter warmem Wasser und baden Sie Ihre Füße einmal täglich 10 bis 20 Minuten darin. Bestreichen Sie die befallenen Stellen außerdem mehrmals täglich mit Aloe-Vera-Gel.

Sportverletzungen

Das mehrmals tägliche Einreiben mit Aloe-Vera-Gel lindert die Schmerzen und unterstützt die Heilung bei Prellungen, Verstauchungen und Schwellungen. Besonders wohltuend ist die Anwendung von Aloe-Vera-Eis. Lassen Sie teelöffelgroße Portionen des Gels der Pflanze im Eisschrank gefrieren und reiben Sie die betreffenden Stellen damit ein, bis sich das Eis aufgelöst hat.

Sonnenbrand und leichte Verbrennungen

Bei Sonnenbrand und leichten Verbrennungen reiben Sie die betroffene Haut mehrmals täglich mit Aloe-Vera-Gel ein, bis die Hautrötung verschwunden ist. Sie spüren sofort, dass sich die Haut entspannt und der Schmerz gemildert wird.

Stress

Stehen Sie im Alltag stark unter Stress, hilft Ihnen die Aloe Vera mit ihren Wirkstoffen Ihr Allgemeinbefinden und Ihre Belastbarkeit zu steigern. Trinken Sie in stressreichen Zeiten dreimal täglich zwei Esslöffel Aloe-Vera-Saft.

Zahnfleischentzündungen

Bei leichten Entzündungen des Zahnfleisches hat sich das Spülen mit Aloe-Vera-Saft bewährt. Bewegen Sie dafür morgens und abends einen Teelöffel Aloe-Saft drei Minuten im Mund hin und her und spucken Sie die Flüssigkeit danach aus.

Unterstützung bei ernsthaften Krankheiten

Um den Heilungsverlauf bei ernsthaften Krankheiten zu unterstützen, kann es hilfreich sein, täglich bis zu einem halben Liter Aloe-Vera-Saft zu trinken. Dies sollte allerdings nur in Absprache mit einem Therapeuten geschehen.

Zur Vorbeugung von Blasen reiben Sie die potenziellen Druckpunkte mit Aloe-Vera-Gel oder einer Aloe-Vera-Creme ein. Hat sich bereits eine Blase gebildet, reinigen und desinfizieren Sie die betroffene Stelle und geben Sie mehrmals täglich Aloe-Vera-Gel darauf.

Räucherharz – Wohltat für den Geist

Seit der Antike wird Aloe-Räucherwerk für kultische und religiöse Rituale verwendet. Es soll die Aufmerksamkeit der Götter anziehen und positive Energien wecken.

Hergestellt wird es aus dem eingedickten Saft der Blätter, der dunkelbraun und von harziger Konsistenz ist, weshalb er auch Aloeharz genannt wird. Heute wird es meist nicht aus der Aloe Vera, sondern aus der Aloe capensis oder Aloe ferox gewonnen. Beim Räuchern entfaltet es einen an Johannisbee-

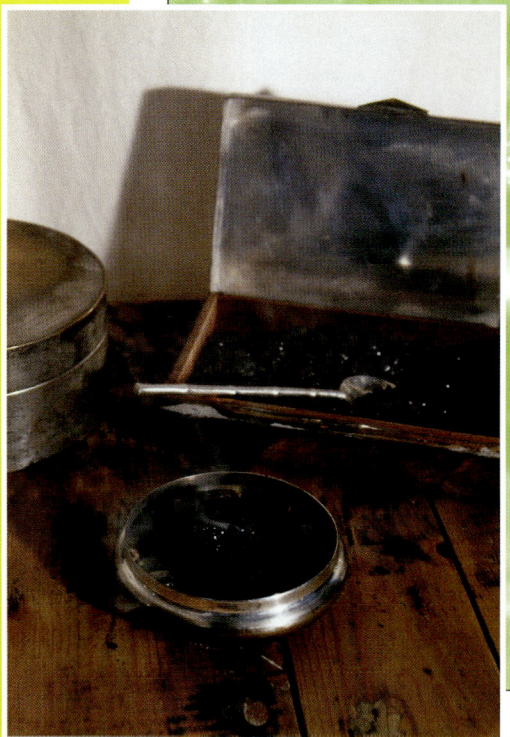

ren oder Pflaumen erinnernden fruchtigen, süßlich-bitteren Duft. Dieser ist sehr warm und schwer, so dass Aloeharze nicht pur ver-wendet, sondern häufig mit anderem Räucher-werk wie Weihrauch und Myrrhe gemischt werden. Dazu werden die kleinen, braunen Klumpen in einem Mörser zu feinem Pulver zerstoßen, falls das Harz nicht schon pulveri-siert gekauft wurde. Noch heute finden im gesamten Karibikraum regelmäßig Rituale mit Aloe-Räuchermischungen statt.

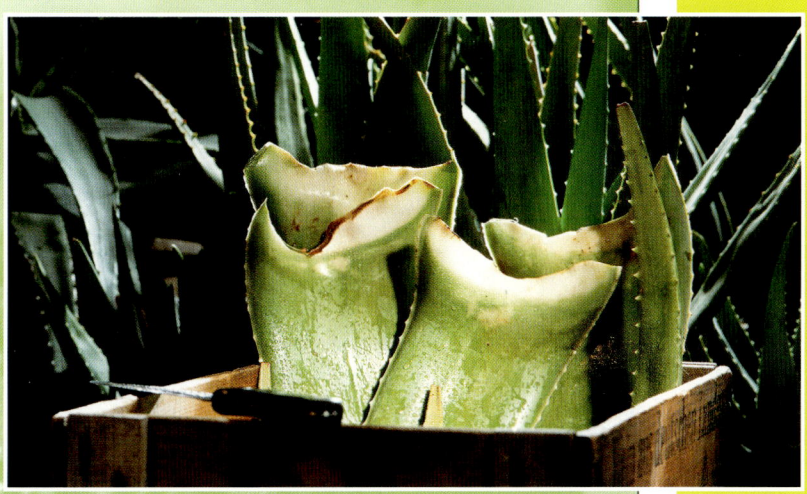

Auch hier zu Lande erfreut sich das Harz mit dem intensiven Duft großer Beliebtheit. Es steht für entspannte Wachsamkeit, soll den Geist schärfen, gelassener machen und Belastungen besser bewältigen helfen – alles Eigenschaften, die wir in der heutigen Zeit dringend benötigen.

Aloeharze können unter anderem im Internet bestellt werden. Das pure Harz ist auch in der Apotheke erhältlich.

Köstliche Cocktails: Gesundheit, die lecker schmeckt

Wer das Gel der Aloe-Vera-Blätter pur probiert hat, weiß, dass es nicht zu den kulinarischen Höhepunkten auf der täglichen Tafel zählt. Seine bittere Note lässt zunächst mehr an gesunde Medizin denn an köstliche Gaumenfreuden denken. Dass Gesundheit mit Aloe Vera dennoch lecker schmecken kann, zeigen die in diesem Kapitel vorgestellten Drinks. Denn, gewusst wie, lässt sich auch für diese Pflanze die richtige Mischung finden. Obst- und Gemüsesäfte mit starkem Eigengeschmack sind zusammen mit dem Aloe-Gel ein echter Leckerschmecker. Sie ergänzen sich wunderbar mit dem Aroma der Aloe und erhalten so eine ganz besondere Note. Probieren Sie es einfach mal aus!

Bei der Herstellung der köstlichen Powerdrinks sind der Fantasie kaum Grenzen gesetzt. Je nach Gusto können sie mit Joghurt, Wasser, Fruchtsäften oder Milch hergestellt werden. Sie lassen sich mit Honig oder Fruchtsirup versüßen und erhalten durch frischen Zitronensaft eine spritzige Komponente.

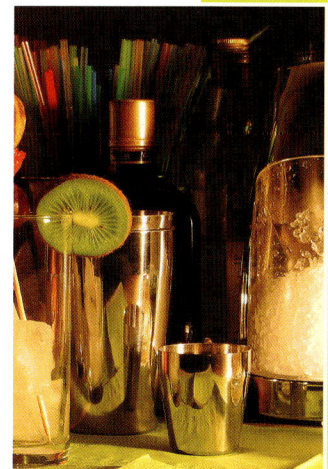

Die Zubereitung der Shakes und Cocktails ist einfach: Wenn nicht anders angegeben, zerkleinern Sie alle Zutaten zusammen zwei Minuten lang in einem Mixer. Handelt es sich nur um flüssige Zutaten, schütteln Sie diese zwei Minuten lang kräftig im Cocktail-Shaker.

Erfrischende Shakes für den Tag

Im Folgenden stellen wir Ihnen die besonders gesunden, alkoholfreien Cocktailvarianten vor. Einige eignen sich auch hervorragend für Kinder oder »kleine Erwachsene«.

ALOE VERA

20 ml passen in etwa auf einen Esslöffel.

Der Herbe für jeden Tag

20 ml Aloe-Vera-Saft • 30 ml Mineralwasser • 40 ml Grape-fruitsaft • ein Spritzer Zitronensaft oder ein Esslöffel Fruchtsirup

TIPP

Auf Eiswürfeln serviert schmeckt dieser Drink besonders lecker. Ist Ihnen der Geschmack des Shakes zu herb, geben Sie etwas Honig dazu.

Exotika

20 ml Aloe-Vera-Saft • 60 ml Ananassaft • 20 ml Kokosmark • ein Schuss Sahne • Honig nach Bedarf

Mischen Sie die Zutaten zuerst ohne den Ananassaft, geben Sie diesen dann in mehreren kleinen Portionen dazu und schütteln Sie das Ganze zwischendurch kräftig.

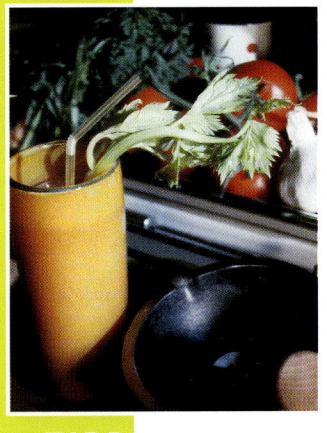

Der Muntermacher

20 ml Aloe-Vera-Saft • 70 ml Sanddorn-Orangen-Nektar • 20 ml Buttermilch • Honig nach Bedarf

TIPP

Schmecken Sie den Drink mit Salz, Pfeffer und Cayenne-pfeffer ab. Probieren Sie das Rezept mit anderen Gemüse-sorten aus – zum Beispiel mit Sellerie und Paprika.

Herzhafter Drink für Drei

60 ml Aloe-Vera-Saft • 200 ml stilles Mineralwasser • eine gehäutete Tomate ohne Strunk • eine geputzte Möhre • ein Viertel geschälte Schlangengurke • eine kleine gehäutete Zwiebel • zwei Teelöffel Zitronensaft

Multifruit on the rocks

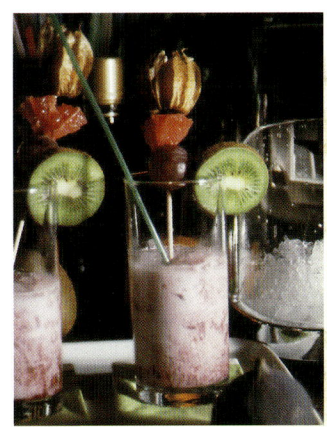

30 ml Aloe-Vera-Saft • eine geschälte Kiwi • 30 ml Orangensaft • 30 ml Grapefruitsaft • 30 ml Maracuja-nektar • ein Spritzer Zitronensaft

Servieren Sie den Drink auf Eis.

Ananas-Orange

40 ml Mineralwasser • 30 ml Ananassaft • 30 ml Orangensaft • 20 ml Aloe-Vera-Saft • ein Eigelb

Beginnen Sie mit dem Eigelb. Mischen Sie es erst mit dem Aloe-Gel und dem Mineralwasser, geben Sie dann in kleinen Portionen die Säfte dazu und schüt-teln Sie die Mischung zwischendurch immer wieder.

Red Love

20 ml Aloe-Vera-Saft • 30 ml Mineralwasser • 30 ml Himbeer- oder Erdbeersirup • 40 ml Kirsch- oder Heidelbeersaft • ein Spritzer Zitronensaft

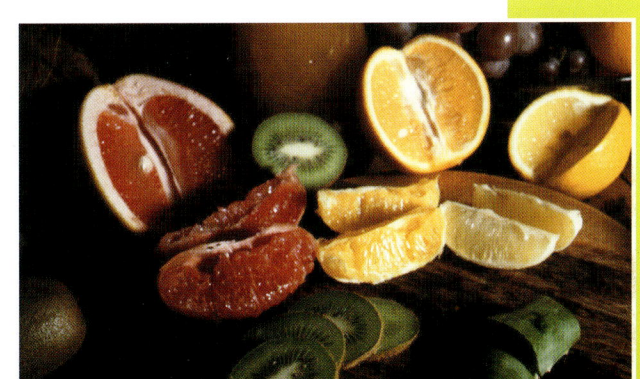

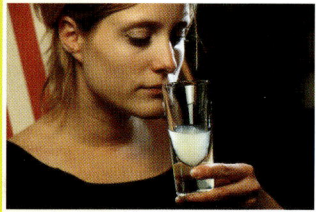

Coole Cocktails für den Feierabend

Sie werden staunen, welch herbe Frische in den folgenden Aloe-Cocktails steckt. Aber: Betrinken Sie sich nicht damit, auch wenn sie noch so lecker sind. Denn der gesunde Effekt des Aloe-Vera-Safts geht dann ganz bestimmt verloren.

Casablanca-Night

20 ml Aloe-Vera-Saft • 25 ml Wodka • 15 ml Eierlikör • 30 ml Orangensaft • 20 ml Zitronensaft • eine Orangenscheibe zum Dekorieren

Sweet Heart

40 ml Milch • 20 ml Aloe-Vera-Saft • 20 ml Eierlikör • ein Esslöffel Honig • ein Schuss Sahne

Aloe-Gin

20 ml Aloe-Vera-Saft • 40 ml Gin • 50 ml Orangensaft • eine Orangenscheibe zum Dekorieren

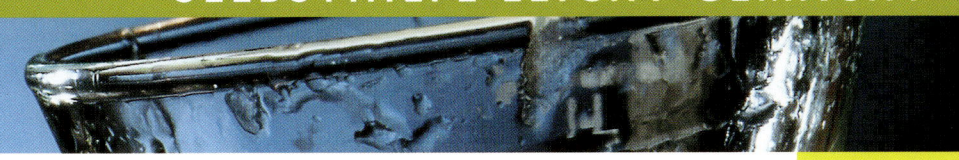

Aloe-Wodka

20 ml Aloe-Vera-Saft • 40 ml Wodka • 50 ml Grapefruitsaft

Aloe-Vera-Wein – der besondere Genuss

20 Milliliter Aloe-Vera-Saft • 100 g Honig • eine Flasche Weißwein

Den Honig im Wein lösen – den Wein dabei eventuell leicht erhitzen. Anschließend den Aloe-Vera-Saft oder das gut zerkleinerte Gel eines frischen Blattes darunter mischen. Das Ganze in eine verschließbare Flasche füllen, im Kühlschrank aufbewahren und innerhalb von zwei Wochen trinken. Ihre Gäste werden staunen!

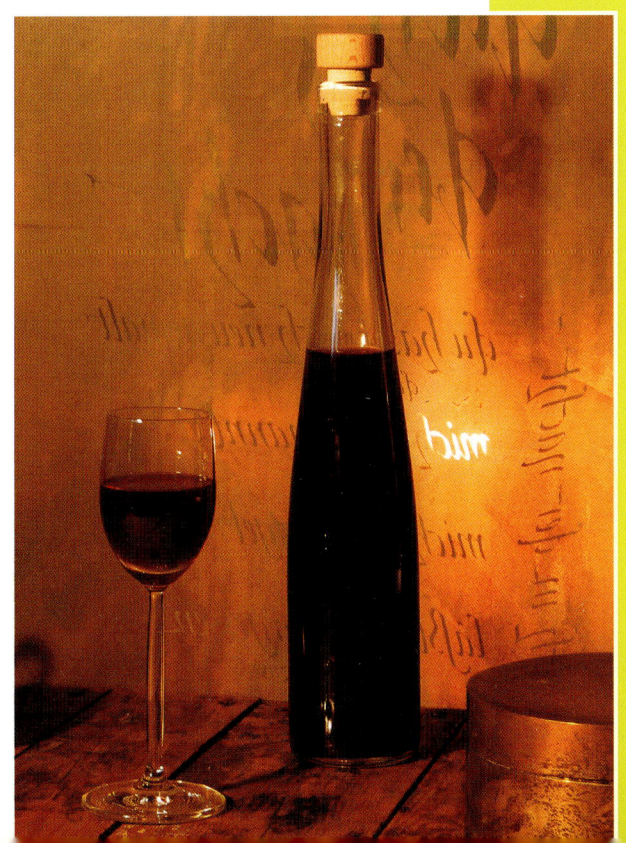

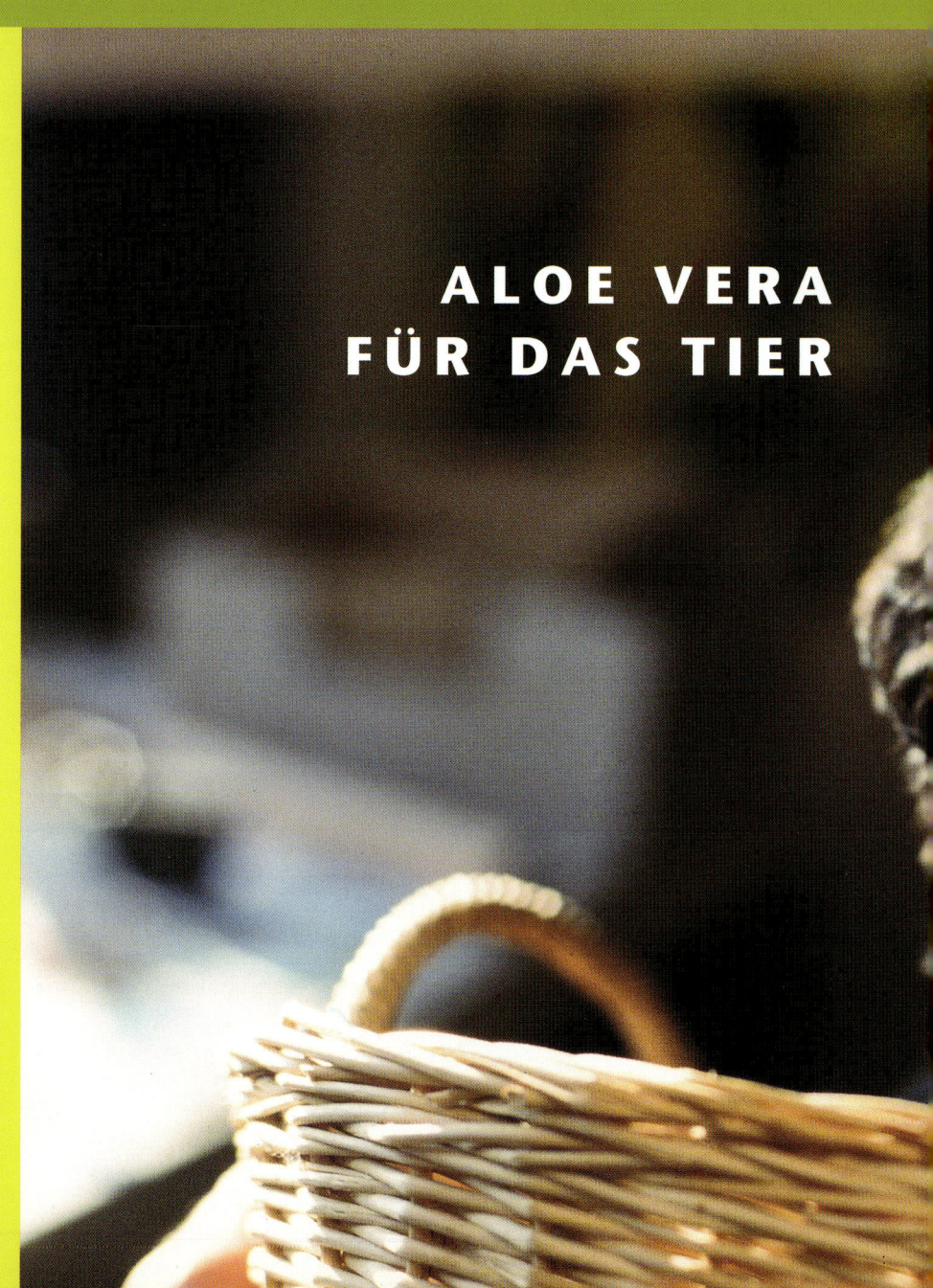

ALOE VERA
FÜR DAS TIER

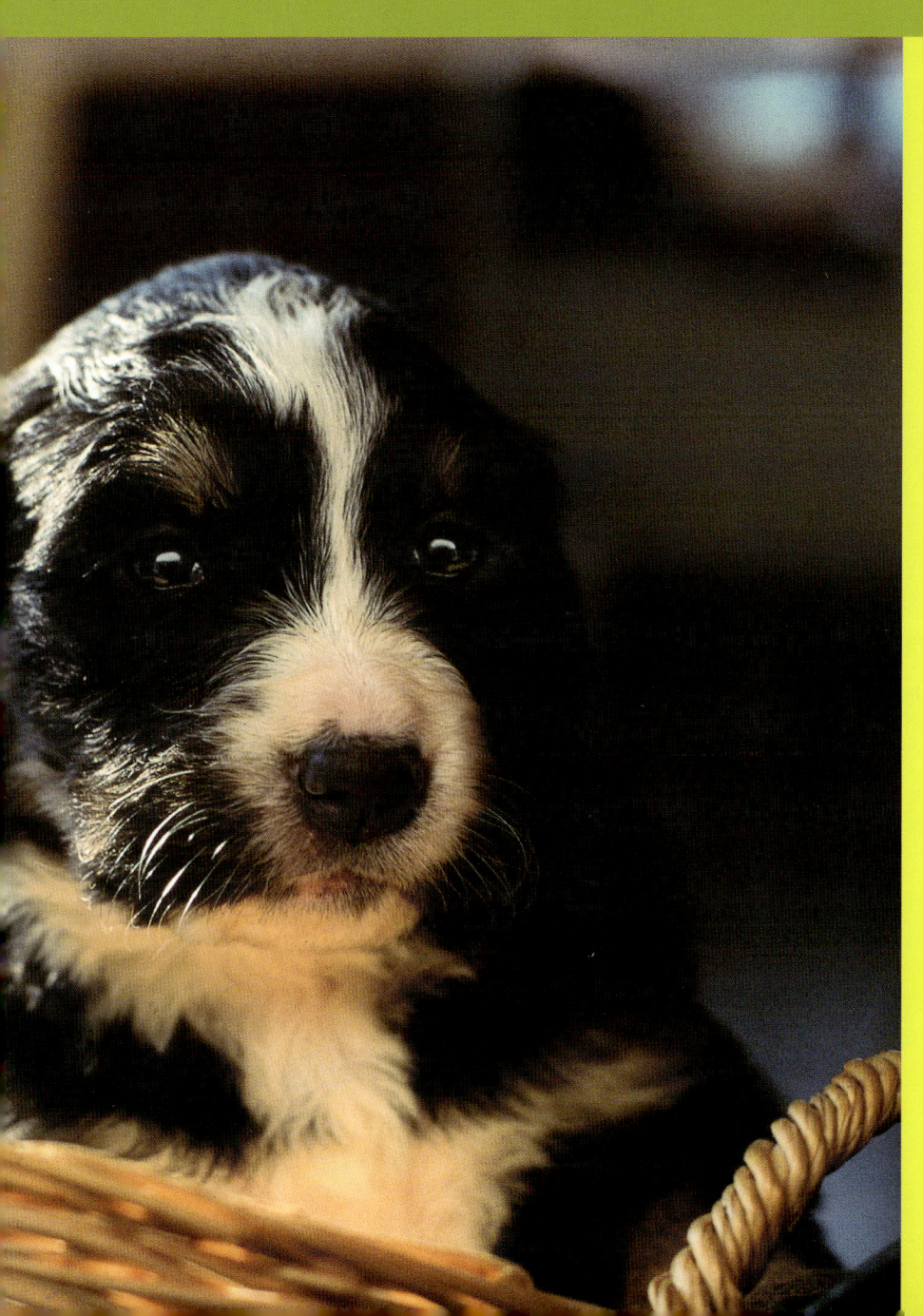

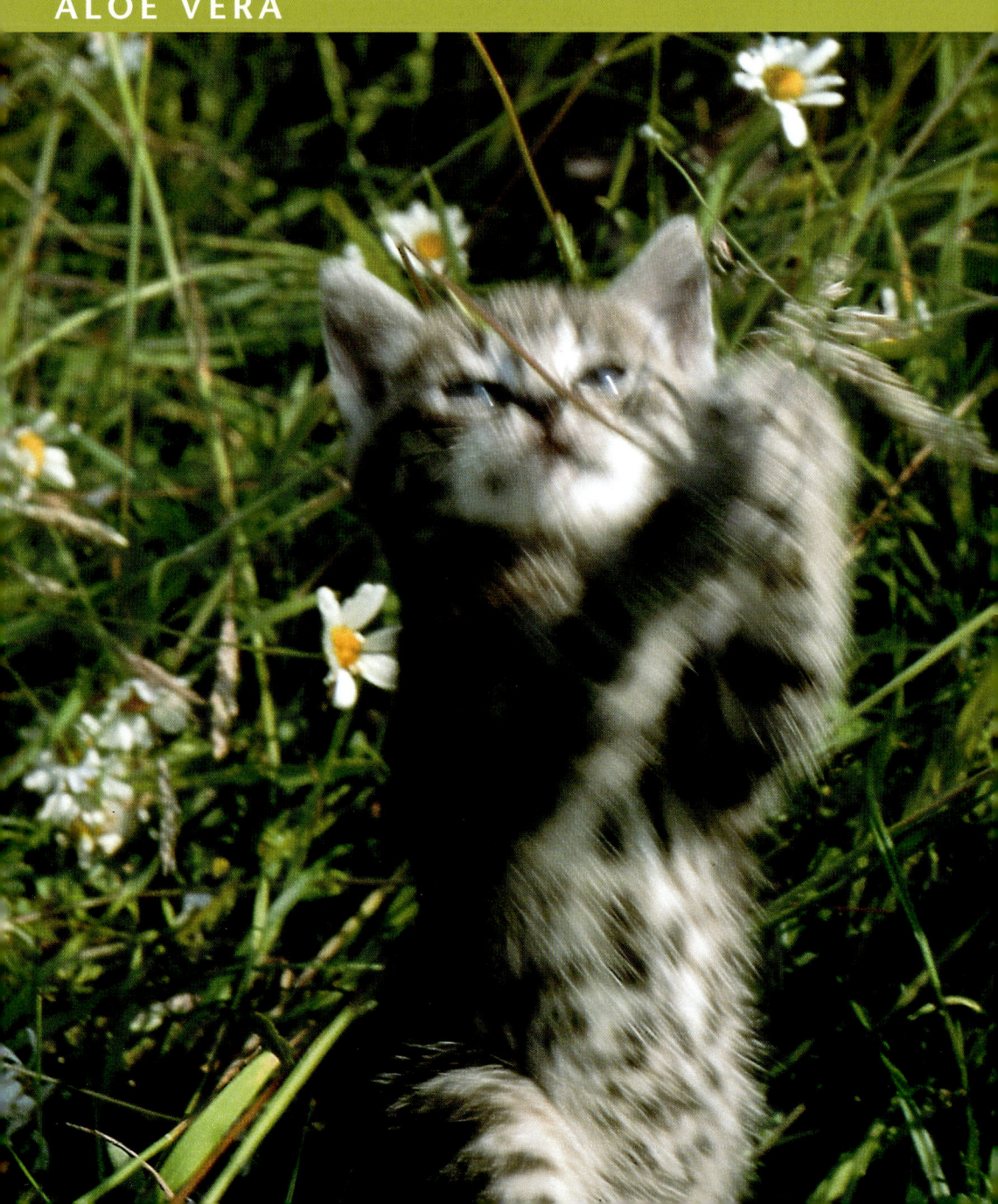

Aloe Vera –
Lebenselixier für Tiere

Seit langem hat man beobachtet, dass pflanzliche Mittel, die Menschen heilen, bei Tieren ebenfalls wirken – und umgekehrt. Und so entfaltet auch die Aloe Vera bei Tieren die gleiche Wirkung wie beim Menschen. Die Pflanze beliefert Hund, Katze und Co mit wertvollen Nähr- und Vitalstoffen. Sie pflegt Haut und Fell, unterstützt die Verdauung, stimuliert das Immunsystem und reguliert den Stoffwechsel von Tieren.

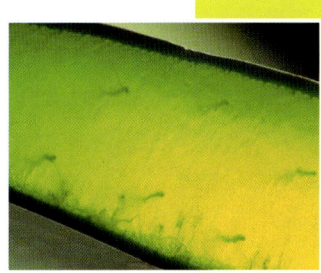

Die Anfänge – Aloe Vera in der Tiermedizin

Während der Mensch die heilenden und pflegenden Eigenschaften der Aloe Vera bereits seit einigen Jahrtausenden in großem Stil für sich nutzt, schenken Tierhalter und Tiertherapeuten den gesundheitsfördernden Wirkungen der Heilpflanze erst in den vergangenen zwei Jahrhunderten vermehrt Beachtung, auch wenn der vereinzelte Einsatz der Pflanze bei Tieren bis in die Antike zurückverfolgt werden kann. Eine der ersten Veröffentlichungen über die Anwendung der Aloe Vera in der Tiermedizin erschien 1840: Die Hufschmiede G. Skevington und F. D. Day setzten die Aloe Vera bei Pferden gegen Mauke, Schuppenflechte, Sommerekzem, Probleme im Magen-Darm-System und Parasitenerkrankungen ein – und sie hatten damit Erfolg (Quelle: D. Urch, 1999). Die Pflanze selbst erhielt in dieser Zeit erstmalig ein tierisches Attribut und wurde »Pferde-Aloe« genannt. Danach geriet die Behandlung von Tieren mit Aloe Vera wieder etwas in Vergessenheit.

Erst im zwanzigsten Jahrhundert interessierten sich Tierhalter und Tiertherapeuten wieder verstärkt für die Heilpflanze. Nachdem US-amerikanische Mediziner in den 30er Jahren die positive Wirkung von Aloe-Vera-Gel auf Verbrennungen der menschlichen Haut entdeckt hatten, fanden in der Folge zahlreiche Untersuchungen mit Tieren statt, bei denen die Pflanze erfolgreich zur Heilung von Verbrennungen und anderen Verletzungen der Haut angewendet wurde. Beispielsweise haben Forscher die Aloe Vera in den 50er Jahren gegen durch Strahlung verursachte Brandwunden bei Kaninchen eingesetzt (Quelle: D. Urch, 1999). Die Verletzungen der Tiere heilten bei den mit Aloe Vera behandelten Tieren mehr als doppelt so schnell ab als bei unbehandelten Tieren und schneller als mit bisher bekannten Heilsalben. Auch das Fell wuchs gut nach.

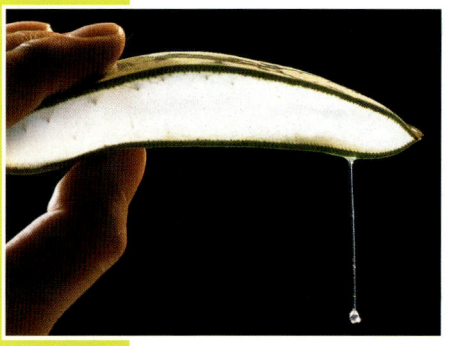

Andere wissenschaftliche Untersuchungen nahmen die innere Anwendung der Aloe Vera bei Tieren unter die Lupe. Wie beim Menschen wirken Anthraglykoside jedoch auch bei Tieren stark abführend. Die Gabe von ganzen Aloeblättern als Futter schied daher sehr bald als Anwendung aus. Erst durch die Herstellung des anthraglykosidfreien Gels konnte der Siegeszug der Aloe Vera als Elixier für Gesundheit und Wohlbefinden von Tieren beginnen.

Ein Meilenstein in der Geschichte

1975 war ein wichtiges Jahr in der Geschichte der Aloe Vera und ihrem Einsatz bei Tieren. Dr. Robert B. Northway de Van Nuys aus Kalifornien (USA) schloss in diesem Jahr die erste klinische Studie über die innere Anwendung des anthraglykosidfreien Gels bei Tieren ab. Er hatte die Wirkung von oral (über das Maul) gegebenem Aloe-Vera-Gel an 42 Hunden, 25 Katzen und 4 Pferden über

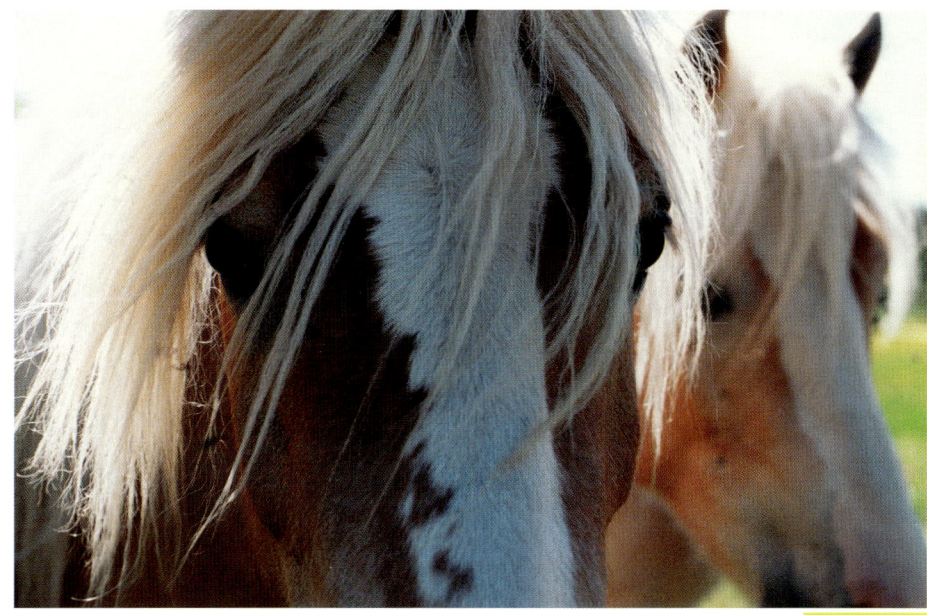

einen Zeitraum von sechs Jahren getestet. Die untersuchten Tiere zeigten vor Behandlungsbeginn eine Neigung zu Allergien oder litten unter unterschiedlichen Infekten, Ohrenentzündungen und Pilzerkrankungen. Das Ergebnis der Aloe-Vera-Therapie: Die Inhaltsstoffe der Pflanze entfalteten entzündungshemmende Eigenschaften bei akuten und chronischen Infektionen. Sie hemmten die Ausbreitung von zahlreichen Pilzen wie dem Hefepilz Candida und von Bakterien wie Staphylokokken, Streptokokken und Corynebakterien. In 67 der 71 behandelten Fälle erzielte Northway mit der Aloe-Vera-Anwendung ebenso gute oder bessere Resultate wie mit klassischen Behandlungsformen. Auch bei Rennpferden, die wegen Sehnen- und Gelenkentzündungen mit Aloemitteln behandelt wurden, waren die Therapieerfolge ausgezeichnet. Bei den Versuchen traten übrigens selbst bei höherer Dosierung keinerlei negative Wirkungen des eingenommenen Gels auf.

89

►►► **WISSENSCHAFTLICH BETRACHTET:** Bakterien sind einzellige, winzig kleine Organismen, die bei Tieren eine Vielzahl von Krankheiten hervorrufen können. Von Tierärzten werden sie in der Regel mit Antibiotika behandelt. Hier einige besonders häufig vorkommende Bakteriengattungen:

◆ **Staphylokokken** besiedeln bei Tieren mit Vorliebe die Haut und die Schleimhäute. Sie sind häufige Erreger von Furunkeln, Gliederentzündungen und Abszessen. Die stärkste Gefährdung geht von der Art Staphylokokkus aureus aus. Dieser Krankheitserreger verursacht eitrige Entzündungen – unter anderem Euterentzündungen bei Kühen – und ist nur schwer mit Antibiotika zu therapieren.

◆ **Streptokokken** treten häufig gemeinsam mit Staphylokokken auf. Wie diese befallen sie Haut sowie Schleimhäute und lösen dort eitrige Entzündungen aus. Häufig sitzen sie im Darm und führen zu mit Durchfall einhergehenden Infektionen.

◆ **Corynebakterien** sind stäbchenförmige Bakterien. Zu ihnen gehört der gefürchtete Erreger der Pseudotuberkulose (Corynebacterium pseudotuberculosis), der vor allem Schafe und Ziegen, seltener Rinder, Pferde, Schweine und Hunde befällt und vergrößerte Lymphknoten und Atemnot hervorruft.

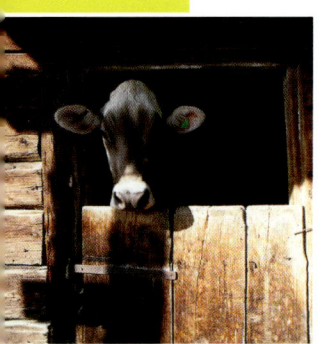

Hilfe für das Immunsystem

Besondere Aufmerksamkeit erregte eine 1991 veröffentlichte Studie über die Behandlung von Katzenleukämie und verschiedenen Tumorformen bei Hunden und Katzen. Tiermediziner der Universität Texas hatten durch die Gabe von Aloe Vera den Krankheitsverlauf positiv beeinflussen können. Diese Untersuchung steht stellvertretend für zahlreiche wissenschaftliche Tests, die zeigen, dass die Inhaltsstoffe der Aloe Vera das Immunsystem bei Mensch und Tier beleben und stärken können. Den Rückschluss, dass die Pflanze Tumore heilen kann, lassen alle diese Untersuchungen aber leider nicht zu.

1996 setzte der englische Tierarzt Peter Green die Aloe Vera bei der neuen, noch weitgehend unbekannten Krankheit PVLS (Post Viral Lethargy Syndrome) bei Pferden ein. PVLS ist ein chronischer Erschöpfungszustand von Pferden nach einer durchlittenen Infektion. Die Symptome von PVLS sind vielfältig und nicht eindeutig beschrieben. Fest steht jedoch, dass der Zustand der betroffenen Tiere sich nach der Gabe des Aloe-Vera-Gels deutlich besserte. Neben Peter Green konnte auch David Urch (1999), ebenfalls ein englischer Tierarzt und Buchautor, durch die Anwendung von Aloe Vera erstaunliche Erfolge bei der Bekämpfung von PVLS verbuchen: Bei 83 Prozent der mit der Pflanze behandelten Tiere erzielte er Heilungseffekte. Zum Vergleich: Durch die längere Anwendung von schulmedizinischen Präparaten konnten die Symptome nur bei 40 Prozent aller Fälle gemildert werden.

►►► **WISSENSCHAFTLICH BETRACHTET:** »Die Aloe Vera gehört zu den Therapiemitteln mit dem breitesten Wirkungsspektrum, das ich kenne. Beim Untersuchen des Wirkungsmechanismus der Pflanze bei Tieren fiel mir bald auf, dass es bei dem Gel, mit dem ich die verschiedensten Fälle sowohl äußerlich wie innerlich behandelte, keinerlei schädliche Nebenwirkungen gab. In der Veterinärmedizin ist die Toxizität der Heilmittel, oder besser gesagt, ihre negativen Begleiterscheinungen, von besonderer Bedeutung.« (Quelle: Dr. Richard Holland, Fakultät für Tiermedizin der Universität Minnesota/USA)

»Was du dir vertraut gemacht hast, für das bist du dein Leben lang verantwortlich.«
Antoine De Saint-Exupéry,
Der kleine Prinz

91

Gesunde Ernährung – gesunde Tiere

Haustiere – ganz gleich ob Hunde, Katzen, Sittiche, Kaninchen, Zierfische, Rinder oder Pferde – sind schon lange mehr als Lebewesen, die uns nur zu gehorchen und zu nutzen haben. Als Begleiter, Spielkamerad, Beschützer oder gar als Retter in der Not sind sie treue Gefährten, für die wir im Idealfall ihr Leben lang Verantwortung tragen. Daher sollten wir unsere Tiere so verhaltensgerecht wie möglich halten, um ihren Bedürfnissen gerecht zu werden, wir sollten die tägliche Pflege sicherstellen und für eine bestmögliche medizinische Betreuung sorgen.

Insbesondere müssen wir dabei auf die Ernährung und Verdauung der Tiere achten. Der Darm ist das wichtigste Organ für die tägliche Energiezufuhr und zugleich die Sortieranlage für Nähr- und Vitalstoffe. Im Darm entscheidet sich, was in den Körper des Tieres aufgenommen wird. Dabei spielt die Darmflora eine große Rolle. Nur ein gesunder Darm kann seine Ernährungsaufgaben richtig erfüllen. Oft ist die Darmflora bei Tieren durch qualitativ minderwertiges Futter so geschädigt, dass die richtige Verarbeitung der durch die Nahrung zugeführten Stoffe nicht möglich ist. Und das hat Folgen: Die Tiere sind weniger vital und werden krank. Um die Darmflora wieder ins Gleichgewicht zu bringen, bedarf es einer ausgewogenen und gesunden Nahrung. Aber was bedeutet es, ein Tier gesund zu ernähren, und wo liegen die Probleme bei der Wahl des richtigen Futters?

Mit der Darmflora wird die Gesamtheit der im Verdauungskanal lebenden darmfreundlichen Organismen bezeichnet.

Fütterungsfehler und -probleme:

- Zu viel Futter und eine falsche Nahrungszusammenstellung führen zu Übergewicht und dies hat zahlreiche Beschwerden (Leistungsabfall, Probleme im Bewegungsapparat, Hauterkrankungen etc.) zur Folge.

- Die Herkunft der Rohstoffe ist unbekannt, über die Produktionsweise des Futters wird nicht informiert und das Beifügen von gesundheitsschädigenden Stoffen wird vom Hersteller nicht klar deklariert.
- Vitalstoffe (Mineralstoffe, Spurenelemente, Vitamine, sekundäre Pflanzenstoffe) werden nicht in sinnvoller und ausreichender Menge und vor allem nicht im richtigen Verhältnis zueinander angeboten.

Suchen Sie sich einen Futterlieferanten, der Ihr Vertrauen verdient! Er sollte Sie immer informieren können, was in welchem Futter enthalten ist, und die Frische der Ware garantieren. Allerdings gilt auch für die Nahrung der Tiere, was auf das Essen des Menschen zutrifft: Lebensmittel haben leider nicht mehr die Inhaltsstoffe, die sie haben könnten. Sie werden zu früh geerntet, falsch verarbeitet, lange transportiert und gelagert – all das führt zu Verlusten, die ausgeglichen werden müssen.

Die Aloe Vera kann bei der Lösung dieser ernährungsbedingten Probleme helfen. Das Gel der Pflanze liefert den Tieren viele wertvolle Nährstoffe und damit den Grundstock für eine ausgewogene Ernährung. Es optimiert die Aufnahme, Aufspaltung und Verarbeitung lebensnotwendiger Substanzen aus der Nahrung, und als tägliche Ergänzung über das Futter verabreicht unterstützt es das Immunsystem und steigert die Leistungsfähigkeit und damit die Lebensfreude der Tiere.

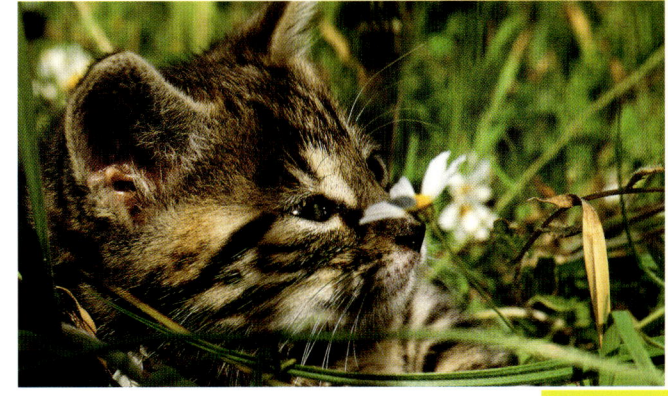

Gesunder Darm – gesundes Tier:
Innerlich verabreicht regen die
Inhaltsstoffe der Aloe Vera den ge-
samten Stoffwechsel an. Sie sorgen
auf diese Weise für die Ausleitung von
Schlackestoffen und damit für die Ent-
giftung des tierischen Organismus –
eine Eigenschaft der Pflanze, die vor
allem in der ganzheitlichen Tier-
medizin genutzt wird.

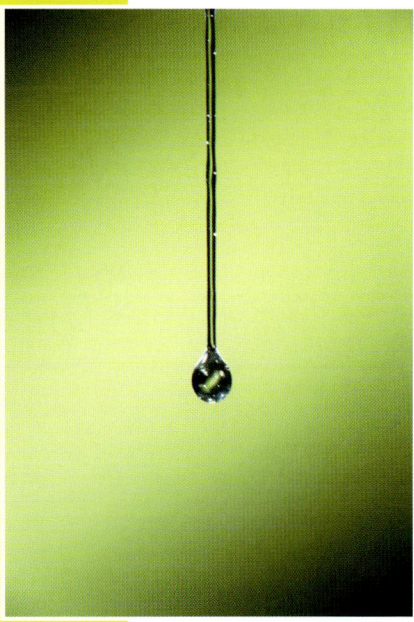

- **Entgiftung und Ausleitung von Schlackestoffen und Giften im gesamten Organismus**

- **Stärkung und Anregung des Immunsystems**

- **Pilzerkrankungen im Verdauungstrakt**

- **Darmträgheit und Stoffwechselprobleme**

- **Unterstützung bei Infektionen mit Husten (hustenreizstillend)**

- **Unterstützung bei chronischen Atemwegs-beschwerden**

- **Bei Gelenkbeschwerden zum Knorpelauf-bau und zur Schmerz- und Entzündungs-linderung**

- **Für mehr Vitalität und Wohlbefinden**

- **Steigerung der körperlichen und seelischen Belastbarkeit**

Einsatzbereiche und Wirkung der Aloe Vera

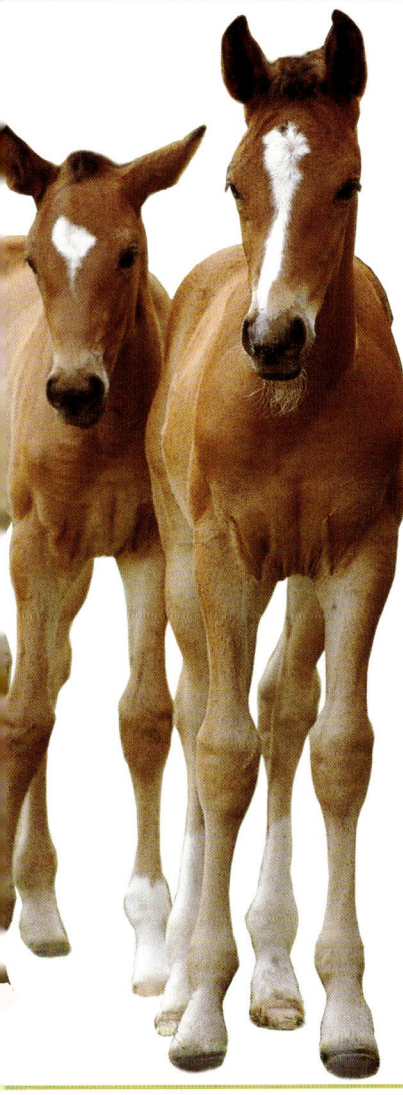

- ◆ **Wundheilungsfördernd**

- ◆ **Entzündungshemmend**

- ◆ **Durchblutungsfördernd**

- ◆ **Feuchtigkeitsspendend**

- ◆ **Abschwellend und kühlend**

- ◆ **Schnell schmerzlindernd**

- ◆ **Blutungs- und juckreizstillend**

- ◆ **Antibakteriell (gegen Bakterien)**

- ◆ **Antiviral (gegen Viren)**

- ◆ **Antimykotisch (pilzabtötend)**

- ◆ **Leicht parasitenabwehrend (Stechmücken, Flöhe, Zecken)**

- ◆ **Mild pflegend für ein glänzendes Fell und eine entspannte Haut**

Die innere Anwendung –
Fitness für Darm und Abwehr

Mit Hilfe der Aloe Vera können viele Beschwerden gelindert werden. Dennoch ist die Pflanze kein Allheilmittel, sondern eine sinnvolle Nahrungsergänzung, die im Rahmen einer ganzheitlichen Therapie eine wichtige Aufgabe in der Vorbeugung und Nachsorge von Krankheiten erfüllen kann. Aloe-Vera-Produkte lassen sich auch sehr gut als unterstützende und stärkende pflanzliche Mittel begleitend zur schulmedizinischen oder naturheilkundlichen Therapie einsetzen.

Die wertvollen Nährstoffe der Pflanze gleichen aber nicht nur Defizite in der Ernährung von kranken Tieren aus, sondern sie vervollständigen als hochwertige Ergänzung zudem den täglichen Speiseplan von gesunden Tieren. Das Ergebnis wird bereits nach wenigen Wochen sichtbar: Ein glänzendes Fell, hohe Aktivität, wache Augen und viel Lebensfreude sind die äußeren Zeichen dafür, dass sich unsere Tiere wohlfühlen.

WICHTIG!
Bei schwerwiegenden Gesundheitsproblemen, chronischen Krankheiten und bei unklaren Krankheitsbildern ist der Gang zum Tierarzt oder Tierheilpraktiker Pflicht, um den Ursachen der Beschwerden auf die Spur zu kommen. Denn hinter einem harmlos erscheinenden Symptom, das lange anhält, kann sich eine ernsthafte Erkrankung verbergen.

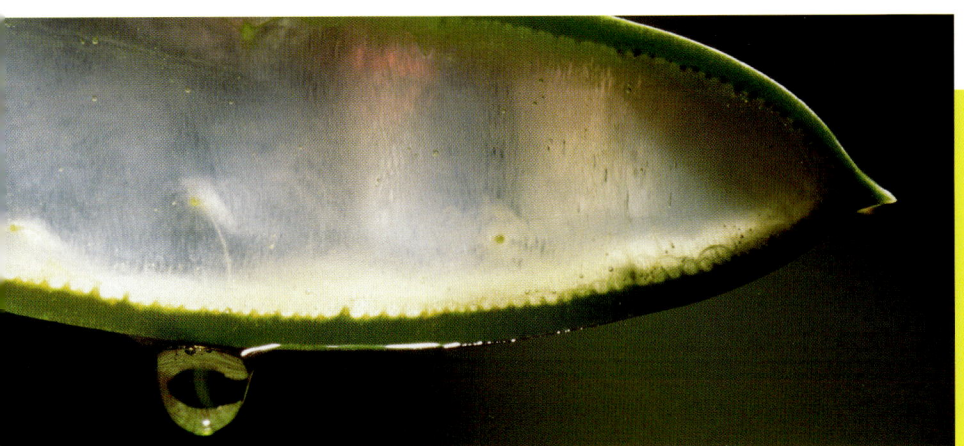

So viel Aloe Vera braucht Ihr Tier

Zur besseren Aufnahme wird die tägliche Ration Aloe-Vera-Gel bei Tieren am besten auf mehrere Portionen pro Tag verteilt. Das Gel kann direkt ins Maul gegeben oder mit dem Futter vermischt werden. Aufgrund des etwas bitteren Geschmacks und Geruchs sollte es niemals im Trinkwasser verabreicht werden, denn häufig verweigern Tiere dann das lebensnotwendige Trinken. Meist wird das angebotene Wasser auch nicht ganz getrunken, so dass das Tier die empfohlene Tagesration Aloe Vera nicht vollständig aufnimmt. Hinzu kommt, dass die wertvollen Faserstoffe des Aloe-Vera-Gels im Wasser absinken und nicht mitgetrunken werden.

Wie viel Aoe-Vera-Gel Tiere täglich mindestens zu sich nehmen sollten, wird aus den Empfehlungen in der Tabelle auf Seite 98 f. ersichtlich. Bei den Mengenangaben handelt es sich um Erfahrungswerte, die individuell an das Gewicht des jeweiligen Tieres und seine Bedürfnisse anzupassen sind. Ein Beispiel: Ein Pferd, das etwa 500 kg wiegt und akut erkrankt ist, braucht mindestens 200 bis 250 ml Aloe-Vera-Gel täglich. Zur Vorbeugung oder als Kur würde eine Tagesration von etwa 150 ml bei gleichem Körpergewicht genügen.

Haben sich die Gesundheitsbeschwerden, die mit dem Gel gelindert werden sollen, deutlich gebessert, kann die Dosis um etwa die Hälfte verringert werden. Beachten Sie dabei bitte: Eine effektive Entgiftung und Ausleitung mit einem guten Aloe-Vera-Gel benötigt einen Zeitraum von mindestens drei bis vier Monaten. Eine Unterbrechung oder ein frühzeitiges Beenden dieser Kur ist nicht ratsam, denn es kann den Erfolg der gesamten Behandlung zunichte machen.

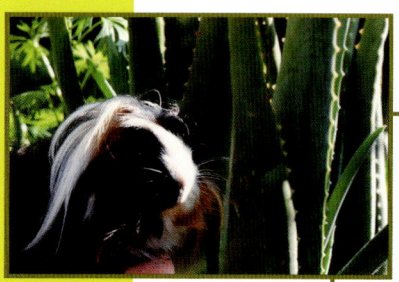

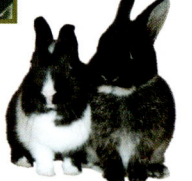

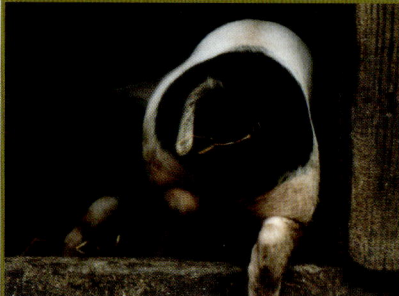

Dosierungsempfehl

Tierart (Körpergewicht)
Hamster, Maus (50–100 g)
Ratte, Chinchilla, Meerschweinchen, Kaninchen, Zwerghase (400 g – 2 kg)
Katze (3 – 6 kg)
Hund
Schaf, Schwein (150 kg)
Kuh (500 kg)
Pferd (500 kg)
Kalb, Fohlen, Pony (100 – 200 kg)

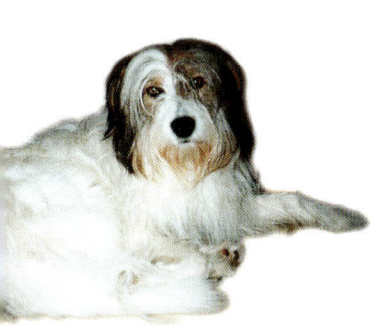

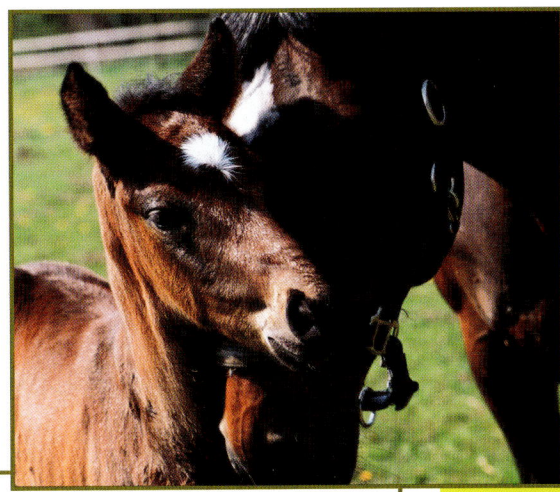

reines, anthraglykosidfreies Aloe-Vera-Gel

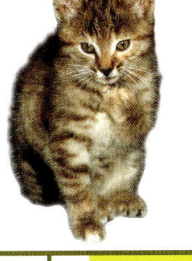

Tägliche Mindestmenge	
zur Krankheitsvorbeugung	**bei akuten Erkrankungen ***
1,5 ml	2 ml
2,5 ml	4 ml
6,5 – 13 ml	10 – 20 ml
ca. 6,5 ml auf 10 kg Körpergewicht	ca. 10 ml auf 10 kg Körpergewicht
ca 65 – 80 ml	100 – 120 ml
ca. 130 – 170 ml	200 – 250 ml
ca. 130 – 170 ml	200 – 250 ml
ca. 65 – 100 ml	100 – 150 ml

* Klingen die Beschwerden beim behandelten Tier ab, reduzieren Sie die angegebene Menge um die Hälfte, führen Sie die Kur dann nur noch insgesamt zwei bis drei Monate weiter.

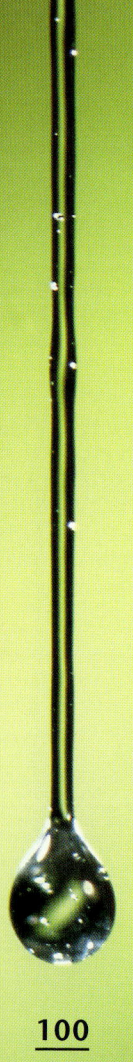

Die äußere Anwendung –
Balsam für Haut und Fell

Die Haut ist neben dem Darm das größte Organ bei Tieren. Sie stellt die Grenze zur Außenwelt dar und ist Aufprallschutz, Klimaanlage und Wärmedämmung zugleich. In ihrer Schutzfunktion für den Organismus ist die Haut vielfach gefordert, muss sie sich doch gegen Umwelteinflüsse wie Hitze, Kälte und Feuchtigkeit, gegen Schmutz, Gifte sowie Bakterien und Parasiten behaupten und den Körper vor schädlicher UV-Strahlung bewahren. Bei Störungen und Empfindlichkeiten der Haut kann es zu ernsthaften Erkrankungen in Form von Infektionen und Allergien kommen.

Hautprobleme, bei denen die Aloe Vera eingesetzt werden kann, können vereinfacht dargestellt auf folgende Ursachen zurückgeführt werden:

- Sie entstehen infolge von Verletzungen, Kontaktallergien oder bakteriellen Entzündungen. Handelt es sich um leichtere Beschwerden, hilft die Aloe Vera äußerlich angewendet in den meisten Fällen hervorragend.
- Sie können durch auf der Haut sitzende Parasiten (Milben, Flöhe, Zecken, Mücken) sowie Pilze hervorgerufen werden. Zwar kann die Aloe Vera vorbeugend gegen Parasiten angewendet werden, gegen einen bereits bestehenden Parasitenbefall ist sie jedoch nur bedingt einsatzfähig. Pilze lassen sich dagegen meist wirkungsvoll behandeln.
- Funktionieren der Darm und das Immunsystem nicht richtig, zeigt sich dies oft über den »Spiegel« des gesamten Organismus: die Haut. Schuppige, trockene, juckende und gereizte Haut symbolisiert einen Nährstoffmangel infolge falscher Ernährung meist über einen langen Zeitraum sowie eine Schwächung der körpereigenen Abwehrkräfte durch lang andauernde Medikamenteneinnahme oder Allergien. In diesen Fällen reicht es nicht aus, die

Symptome äußerlich mit Aloe Vera zu behandeln. Die innerliche Verabreichung von Aloe-Vera-Gel ist hier zu empfehlen, um den Stoffwechsel und das Immunsystem gezielt von innen anzuregen und den Körper bei der Regeneration der Darmflora zu unterstützen.

Praktische Hilfe durch die Wüstenpflanze

Aloe-Vera-Gel kann gegen viele Tierkrankheiten alleine oder kombiniert mit anderen Therapien eingesetzt werden. Die folgenden Anwendungsbeispiele geben einen kleinen Einblick in das große Wirkungsspektrum der Pflanze.

Für ein glänzendes Fell und eine gesunde Haut

Mit der Aloe Vera – zum Beispiel in Form von Spray oder Flüssigseife angewendet – lässt sich das Haarkleid und die Haut von Tieren sanft pflegen. Die Inhaltsstoffe des Blattgels beruhigen die oftmals durch zu viel gut gemeinte Pflege und durch äußere Einflüsse wie Kälte, Wärme, Schmutz und Wasser übermäßig beanspruchte Haut. Sie versorgen die Haare mit wertvollen Substanzen und selbst verfilztes Fell lässt sich durch den Einsatz der Aloe Vera leicht entwirren.

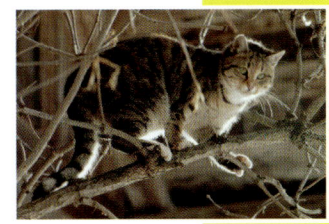

Besprühen Sie das Fell Ihres Tieres mehrmals täglich mit einer Aloe-Vera-Spraylotion und massieren Sie diese anschließend mit den Fingern bis auf die Haut ein. Nach einer solchen Behandlung ist sogar langes Fell leicht kämmbar und glänzt.

Ein schönes Fell und eine geschmeidige sowie entspannte Haut lassen sich auch durch die innere Anwendung der Aloe

Schönheit kommt auch beim Tier von innen, denn die Haut ist der Spiegel eines mehr oder weniger gut funktionierenden Stoffwechsels im Organismus.

Vera erzielen. Geben Sie Ihrem Tier dafür mehrmals täglich reines Aloe-Vera-Gel (Dosierung siehe Tabelle auf Seite 98 f.).

Erste Hilfe bei Wunden

Fast täglich kann es bei Tieren – sei es beim Herumtoben in der freien Natur oder beim Spiel mit Artgenossen – zu Verletzungen kommen. Diese sollten zunächst mit Wasser und mit einem milden Aloe-Vera-Shampoo oder einer -Seife gereinigt werden, um eine Sekundärinfektion der Haut durch verbleibende Fremdkörper (Schmutz, Sand, kleine Steine, verklebtes Fell etc.) zu verhindern. Anschließend tragen Sie mehrmals täglich Aloe-Vera-Gel auf, bis die Wunde verheilt ist.

Abwehr von Parasiten

Aloe-Vera-Gel kann zur natürlichen Abwehr gegen Parasiten wie Stechmücken, Flöhe und Zecken eingesetzt werden. Wer seinen Hund kurz vor dem Spaziergang mit Aloe-Vera-Spray einsprüht, hält die lästigen Plagegeister in den meisten Fällen fern.

Bakterielle Entzündungen/Mauke

Die Besiedlung geschädigter Hautpartien mit Bakterien ist ein bei Tieren häufig auftretendes Problem und kann der Beginn von Hautirritationen, Ekzemen und Überempfindlichkeiten auf verschiedene Stoffe aus der Umwelt sein.

Hier kann die Aloe helfen. Ein Beispiel für ihren erfolgreichen Einsatz auf diesem Gebiet ist die Mauke beim Rind oder Pferd. Es handelt sich dabei um eine ekzemartige Entzündung der Haut an der Fessel und in der Fesselbeuge.

Bakterien nisten sich an diesen Stellen bevorzugt in die Haut ein und stören die natürliche Regeneration. Oft entsteht eine Mischinfektion mit Bakterien, Hautpilzen und Milben. Gegen diese Plagegeister zeigt die Aloe Vera aufgrund ihrer antibakteriellen und antimykotischen (gegen Pilze gerichteten) Eigenschaften Wirkung.

Anwendungsempfehlung bei Mauke: Reinigen Sie die betroffenen Wundstellen mehrmals täglich und tragen Sie anschließend Aloe-Vera-Gel auf. Zusätzlich empfiehlt es sich, Ihrem Pferd oder Rind mindestens 150 ml (bei etwa 400 bis 500 kg Körpergewicht) reines Aloe-Vera-Gel pro Tag zu verabreichen.

Anwendungsempfehlung bei akuten Entzündungen: Tragen Sie Aloe-Vera-Gel mehrmals täglich auf die entzündeten Stellen auf. Darüber hinaus geben Sie Ihrem Tier täglich so viel Gel wie in der Tabelle auf Seite 98 f. beschrieben. Da sich das Körpergewicht beim Pferd, Rind und auch bei anderen Tierarten je nach Alter und Größe stark unterscheidet, müssen die Dosierungsempfehlungen individuell angepasst werden. So erhält ein Fohlen oder Pony im akuten Entzündungsstadium bis zu 150 ml Aloe-Vera-Gel täglich, ein ausgewachsenes Pferd oder Rind bei einem Körpergewicht zwischen 400 und 500 kg bis zu 250 ml Gel. Klingt die Entzündung ab, kann die Dosis halbiert werden.

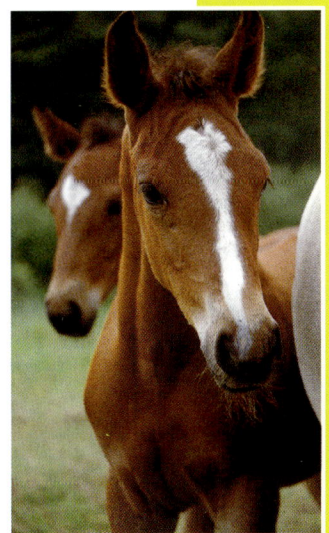

▶▶▶ **WISSENSCHAFTLICH BETRACHTET:** »Die innerliche und äußerliche Verabreichung von Aloe Vera bei Mastitis (Euterentzündung bei Milchkühen) hat beachtliche Erfolge gezeigt. Die durch Säugen oder schlecht eingestellte Melkmaschinen verursachte Entzündung der Euter hat eine Verringerung der Milchproduktion zur Folge. Seit einigen Jahren wird Aloe Vera von Tierärzten bei dieser Problematik regelmäßig angewendet. Bisher mussten die Züchter bei dieser Erkrankung, die durch Krankheitserreger wie Bakterien, Hefepilze oder Mykosen verursacht wird, auf Antibiotika zurückgreifen. Dies hat auch wirtschaftliche Folgen für die Züchter: Seit 1979 können die Molkereien in einigen Ländern die Milchannahme verweigern, wenn Spuren von Antibiotika in der gewonnenen Milch nachweisbar sind. Umso mehr ein Grund, auf pflanzliche Therapien wie Aloe Vera zurückzugreifen.« (Quelle: B. Coats et al., 1985)

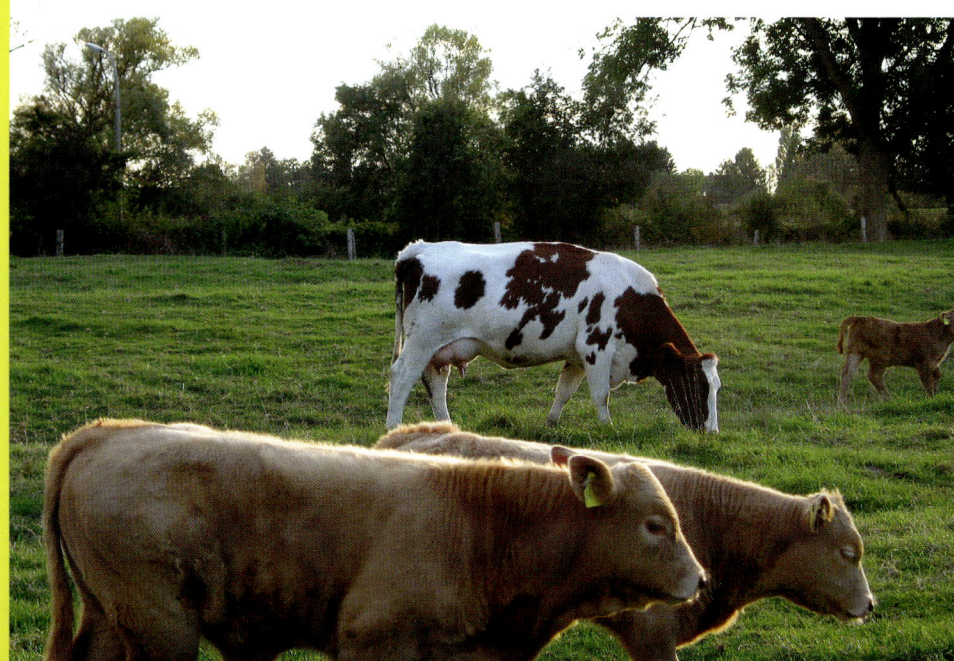

Mit Pflanzenkraft gegen Pilze

Tiere werden ständig mit Krankheitskeimen konfrontiert. Die meisten Infektionen laufen ohne große Probleme ab, da das Immunsystem eines Tieres den Erreger schnell erkennt und ihn unschädlich machen kann. Sind die Abwehrmechanismen jedoch geschwächt, findet diese Reaktion nur eingeschränkt statt oder bleibt im Extremfall ganz aus. Beispiel Hautpilze: Läuft das Abwehrsystem auf Sparflamme, nisten sich hartnäckige Pilze auf der Haut ein und vermehren sich rasant. Mit den Inhaltsstoffen der Aloe Vera kann ein explosionsartiges Pilzwachstum gestoppt werden.

Anwendungsempfehlung: Besprühen oder reiben Sie von Hautpilzen befallene Partien mehrmals täglich mit Aloe-Vera-Gel ein.

Pilze treten bei Tieren nicht nur auf der Haut auf, sie können darüber hinaus auch den Darmtrakt befallen. Der wohl bekannteste und gefürchtetste Vertreter dieser Exemplare ist Candida albicans. Auf der Suche nach einem effektiven Mittel gegen diesen Pilz hat sich herausgestellt, dass die regelmäßige Gabe von Aloe-Vera-Gel vielfach Wirkung zeigt. Warum das so ist, wurde bislang noch nicht bis ins Detail geklärt. Wahrscheinlich ist, dass die Pflanzeninhaltsstoffe das Abwehrsystem im Kampf gegen die Eindringlinge unterstützen.

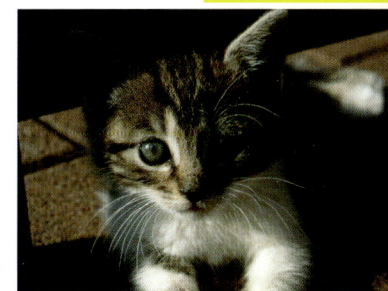

Was tun, wenn der innere Doktor verrückt spielt?

Die »Pelle« juckt! Immer mehr Tiere leiden an chronischen Hautirritationen wie Sommerekzem (Pferde), starkem Juckreiz, entzündeten Schleimhäuten und einem geschwächten Allgemeinzustand. Ähnlich den Menschen reagieren Tiere dabei überempfindlich auf für den gesunden Organismus normalerweise harmlose Stoffe wie Pollen, Gräser, Schimmelpilze oder Hausstaubmilben. Die Ursachen für diese Entwicklung lassen sich unter anderem auf ein gestörtes Darmmilieu, eine dadurch verschlechterte Anpassung an äußere Reize und ein geschwächtes Immunsystem zurückführen — und genau hier kommen die Stärken der Aloe Vera zum Tragen.

➤➤➤ **WISSENSCHAFTLICH BETRACHTET:** »Der Darmraum kann zu einem Störfeld ersten Ranges werden, und er ist dann die Ursache vieler chronischer Krankheiten. Im Bereich des Darms finden sich über 80 Prozent aller Lymphknoten, und im lymphatischen Gewebe des Darms werden über 90 Prozent aller Immunzellen gebildet und gefunden. Daher gibt es eine direkte Beziehung zwischen dem Darm und dem Immunsystem.« (Quelle: Dr. med. K. Werthmann, 1998)

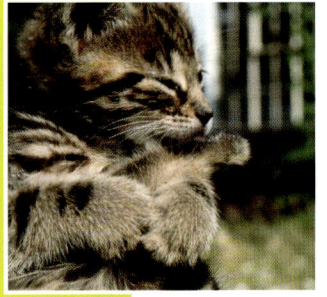

Die tägliche Gabe von Aloe-Vera-Gel (Dosierung siehe Tabelle auf Seite 98 f.) kann dem »inneren Doktor«, also den Abwehrkräften, die sich vor allem im Darm befinden, den richtigen Weg im Kampf gegen allergieauslösende Stoffe weisen. Wird das Gel zusätzlich mehrmals täglich äußerlich angewendet, lindert es Hautirritationen und Ekzem, stillt Juckreiz und verhindert durch seine antibakteriellen Eigenschaften Folgeinfektionen.

* Sämtliche Namen und Adressen sind dem Verlag bekannt. Sie wurden aus Datenschutzgründen geändert.

Erfahrungsberichte über Aloe-Vera-Anwendungen bei Tieren

Gegen entzündliche Schwellungen

»Mein Schäferhundrüde Bronco litt kurz nach einem Autounfall, bei dem er eine Kralle verlor, unter einer starken Schwellung an der rechten Vorderpfote. Die Entzündung führte zu einem Lymph-Stau in der betroffenen Pfote. Die Haut war an dieser Stelle stark gespannt und drohte über der Schwellung zu platzen. Ich rieb die Pfote täglich mit Aloe-Vera-Gel ein. Während der ersten Tage bandagierte ich sie zusätzlich, damit keine Schmutzpartikel beim Spazierengehen an die Wunde gelangen konnten. Nach knapp vier Wochen war die Entzündung abgeklungen und die Schwellung komplett zurückgegangen. Es trat keine Folgeinfektion auf und an der Wundstelle wuchs das Fell wieder nach.«

MARTIN J. UND »BRONCO«*

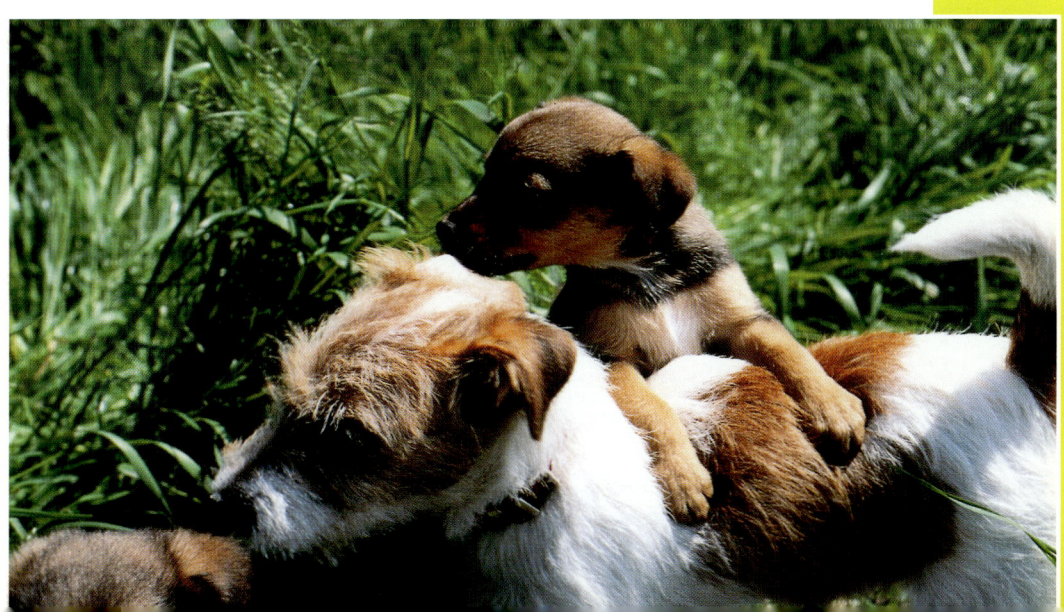

Wundversorgung mit Aloe Vera

»Trotz zweiwöchiger Behandlung mit herkömmlichen keimtötenden und wund-heilenden Mitteln verbesserte sich der Zustand meiner dreijährigen Stute nicht. Im Gegenteil: Die Wunde an ihrem linken Vorderbein breitete sich weiter aus. Damit verbunden waren Haarverlust, Druckempfindlichkeit und eine starke Entzündung des Gewebes. In meiner Verzweiflung behandelte ich die Wunde mit Aloe-Vera-Gel. Zweimal täglich trug ich reines Gel auf und bereits nach drei Tagen beobachtete ich, dass die Wundinfektion abklang. Nach weiteren sie-ben Tagen konnte ich die Behandlung beenden, die Wunde war komplett abge-heilt und das Fell wuchs langsam wieder nach – Aloe Vera sei dank.«

ANNA R. UND »MEDALLELA«*

»Pilzsaison« beendet

»Zunächst entdeckte ich am Rücken meiner Quarter-Horse-Stute eine kleine kahle Stelle, die sich innerhalb der nächsten Tage weiter ausbreitete. Zudem bil-

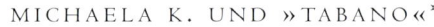

deten sich mehr und mehr kleine ›Inseln‹ im Fell. Nach einer Untersuchung durch einen Tiermediziner war klar: Es handelte sich um die Anfänge einer Pilzerkrankung. Mehrmals täglich trug ich Aloe-Vera-Gel auf die gesäuberten Stellen auf und gab meiner Stute das Gel täglich ins Futter. Der Pilzbefall breitete sich nicht weiter aus und klang nach wenigen Tagen sogar kom-plett ab. Wichtig für den Heilungserfolg war außerdem, dass ich die gesamte Ausrüstung wie Satteldecken und Putzzeug gerei-nigt habe, damit keine erneute Ansteckung auftreten konnte.«

MICHAELA K. UND »TABANO«*

Allergie – nach sechs Wochen beschwerdefrei

»Seit gut drei Jahren litt mein Colli-Mischling Pedro von April bis September an einer Allergie gegen Pollen und Gräser. Als Symptome traten Hautreizungen an Hals, Rücken und Beinen auf. An diesen Stellen biss und kratzte sich Pedro, bis die Partien kahl wurden, sich entzündeten und nässten. Bislang hatte ich den Juckreiz nur durch die Gabe von Cortison mildern können. Nach drei Jahren verzichtete ich erstmals auf diese Therapieform und gab dem Tier jeweils morgens Aloe-Vera-Gel, unter das Futter gemischt. Die entzündeten und nässenden Stellen besserten sich innerhalb weniger Tage. Nach etwa vier Wochen waren alle wunden Stellen fast vollständig abgeheilt und nach sechs Wochen war der Hund beschwerdefrei.«

REGINA A. UND »PEDRO«[*]

Mehr Lebensfreude dank Aloe Vera

»Meine zweijährige Traberstute machte im Training sehr gute Fortschritte und war körperlich topfit, aber plötzlich nahm das Drama seinen Lauf: Sie fraß nichts mehr und bekam Fieber. Es ging ihr mit jedem Tag schlechter, sie hatte keine Lust mehr auf Weidegang, wollte nichts fressen und legte sich in der Box immer wieder erschöpft hin. Ein Tierarzt kontrollierte ihre Zähne, erstellte ein Blutbild und gab ihr Vitaminspritzen. Nach seiner Aussage mangelte es ihr an Spurenelementen und weiteren essenziellen Stoffen. Die Vitamintherapie brachte nur kurzzeitig Besserung, so dass ich der Stute schließlich auf Empfehlung eines Freundes Aloe-Vera-Gel gab. Täglich bekam Tervina 100 ml reines Gel ins Futter gemischt. Nach zehn Tagen begann sie wieder regelmäßiger zu fressen und ihre Lebensfreude kehrte zurück. In den nächsten Wochen reduzierte ich die Menge auf 50 ml täglich. Nach vier Monaten Aloe-Vera-Kur war sie topfit und seitdem trainiere ich sie wieder.«

RAINER W. UND »TERVINA«[*]

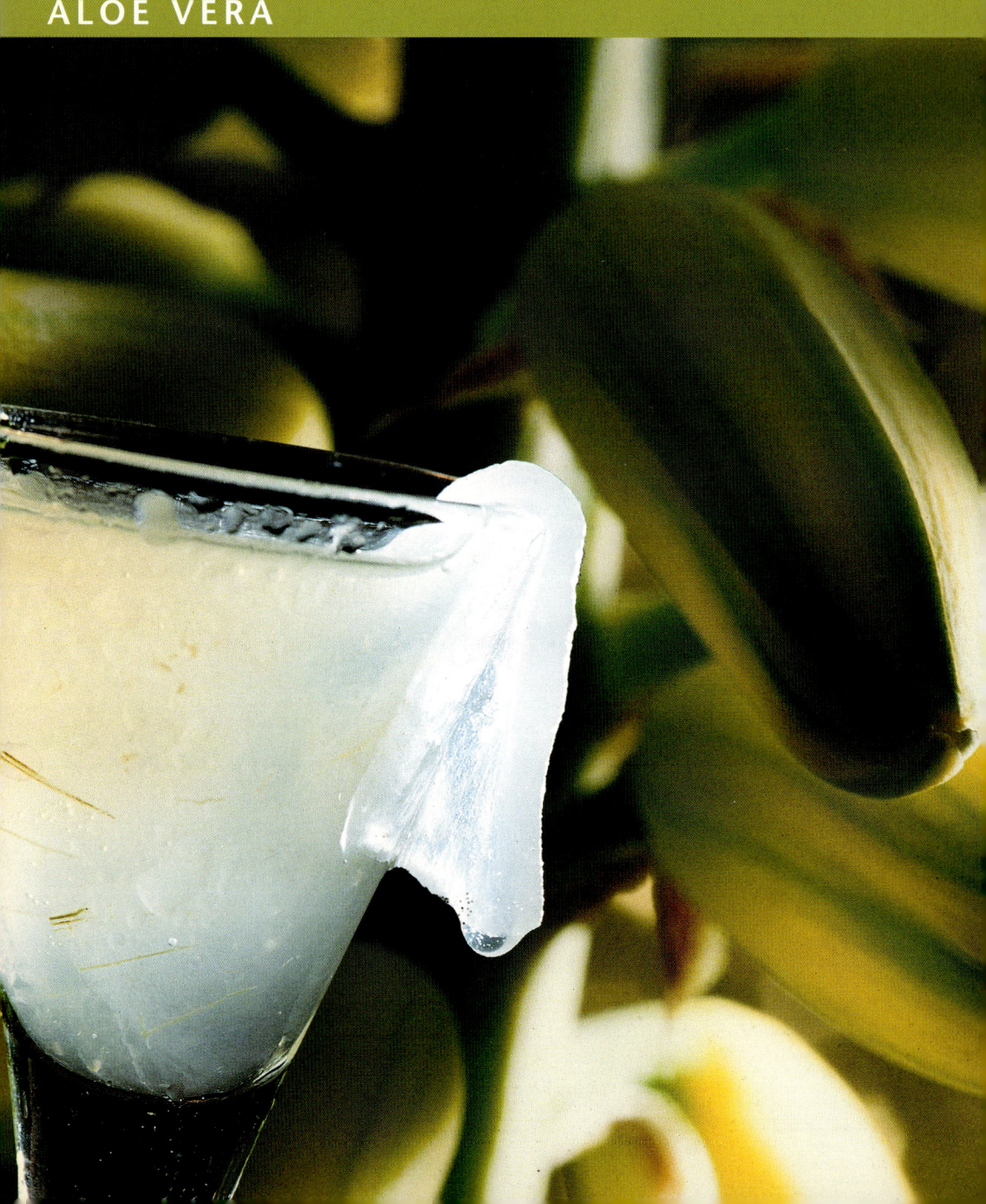

Anhang

Wichtige Fachausdrücke

ALLERGEN: allergieauslösender Stoff.

ANTIBAKTERIELL: das Bakterienwachstum hemmend; Bakterien abtötend.

ANTIBIOTIKA: chemische Verbindungen, die Bakterien abtöten oder ihr Wachstum behindern.

ANTIKÖRPER: Substanzen, die das Immunsystem als Abwehrreaktion auf eingedrungene Fremdkörper wie Eiweißstoffe, Viren oder Bakterien bildet, um diese unschädlich zu machen.

ANTIMYKOTISCH: das Wachstum von Pilzen hemmend; Pilze abtötend.

ANTIOXIDANTIEN: Radikalfänger; Stoffe, die freie Radikale unschädlich machen, indem sie verhindern, dass die aggressiven Radikale nützliche Stoffe in unserem Körper oxidieren und damit zerstören. Dadurch sind sie in der Lage, vorzeitiges Altern und das Risiko für viele Krankheiten zu senken.

ARTERIOSKLEROSE: Arterienverkalkung; mit Verhärtung oder Verdickung der Arterienwände einhergehend.

BAKTERIEN sind vorwiegend einzellige Organismen, darunter viele Krankheitserreger, die Menschen, Tiere, Pflanzen und andere Kleinstlebewesen befallen. Nicht alle Bakterien werden Mensch oder Tier gefährlich, manche sind nützliche Darmbewohner, die eine gesunde Verdauung gewährleisten.

BINDEGEWEBE: hält die Organe zusammen, dient unter anderem als Füll- und Speichergewebe und kommt als Grundstruktur im Stützgewebe (Knochen) vor.

CANDIDA ALBICANS: gefürchteter Hefepilz, der vom Darmtrakt aus in den Körper »wandern« und dort eine Vielzahl von Beschwerden verursachen kann.

CHOLESTERIN: fettähnliche Substanz; ein zu hoher Cholesterinwert führt zu Blutgefäßerkrankungen.

DARMFLORA: Bezeichnung für alle im gesunden Darm natürlich vorkommenden

Kleinstlebewesen wie Bakterien. Diese leben mit Mensch und Tier friedlich und in gegenseitigem Nutzen zusammen.

DIABETES MELLITUS: chronische Störung des Zuckerstoffwechsels mit einer zeitweisen oder ständigen Erhöhung des Zuckerspiegels im Blut. Ursache ist ein Insulinmangel oder ein vermindertes Ansprechen des Körpers auf Insulin. Das Hormon Insulin ist innerhalb des Stoffwechsels dafür verantwortlich, dass der Zuckerstoff Glukose aus dem Blut in das Innere der Zellen bzw. Gewebe gelangt.

ELASTIN: faserige Eiweißsubstanz; Hauptbestandteil des elastischen Bindegewebes.

ENZYME: Biokatalysatoren; große Moleküle, in der Regel Eiweißstoffe, die Stoffwechselvorgänge steuern, indem sie chemische Reaktionen beschleunigen oder hemmen.

ESSENZIELL: für den Körper/das Leben unbedingt notwendig.

FIBROBLASTEN: Zellen, die das Bindegewebe (in Knochen, Sehnen, Bändern etc.) aufbauen.

FREIE RADIKALE: reaktionsfreudige, kurzlebige und aggressive chemische Stoffe, die körpereigene Fette, Eiweiße, Zellstrukturen und die Erbsubstanz schädigen. Freie Radikale werden vermehrt durch äußere Einflüsse (Zigarettenrauch, Gifte, Röntgenstrahlung, UV-Strahlung) sowie durch körperlichen oder geistigen Stress gebildet.

GLUKOSAMINGLYKANE: Baustoffe des Bindegewebes. Sie besitzen die Fähigkeit, viel Wasser zu binden.

GLYKOPROTEINE: chemische Verbindungen, die aus Zucker- und Eiweißstoffen bestehen, wie zum Beispiel die Aloe-Vera-Lektine.

HORMONE: Botenstoffe im Organismus von Mensch und Tier, die Stoffwechselprozesse steuern, regulieren und koordinieren.

HYALURONSÄURE: spezielles Glukosaminglykan.

IMMUNSYSTEM: körpereigenes Abwehrsystem; Sammelbezeichnung für Zellen, Strukturen und körpereigene Stoffe, die dem Organismus helfen, sich gegen Krankheitserreger zu wehren.

KOLLAGEN: faserige Eiweißsubstanz; wie Elastin ein Baustein für das Bindegewebe.

Mykose: durch Pilze hervorgerufene Erkrankung.

Triglyceride: Neutralfette. Sie bestehen aus einem Molekül Glycerin, an das drei Fettsäuren angehängt sind. Ein zu hoher Triglyceridwert in einer Blutuntersuchung kann ein Hinweis auf ein erhöhtes Risiko für Herz-Kreislauf-Erkrankungen sein.

Viren: winzige Krankheitserreger ohne Zellkörper.

Vitalstoffe: Substanzen, die für das Leben notwendig sind. Unter die Vitalstoffe fallen zum Beispiel Vitamine, Mineralstoffe sowie Spurenelemente und einige Fettsäuren.

Literaturverzeichnis

Akev, N.; Can, A.: Separation and some properties of Aloe Vera L. leaf pulp lectins; in: Phytother. Res., 13(6), S. 489 – 493, 1999

Agarwal, O.P.: Prevention of atheromatous heart disease; in: Angiology, 36(8), S. 485 – 492, 1985

Azghani, A. O. et al.: A beta-linked mannan inhibits adherence of pseudomonas aeruginosa to human lung epithelial cells; in: Glycobiology, 5(1), S. 39 – 44, 1995

Becvar, W.: Naturheilkunde für Hunde. Grundlagen, Methoden, Krankheitsbilder; Franckh-Kosmos Verlag, Stuttgart 1994

Beringer, A.: Aloe Vera – natürliche Schönheit und Wohlbefinden durch die Königin der Heilpflanzen; Heyne Verlag, München 1999

Byeon, S. W. et al.: Aloe barbadensis extracts reduce the production of interleukin-10 after exposure to ultraviolet radiation; in: J. of Invest. Dermatology, 110(5), S. 811 – 817, 1998

Case, L. P. et al.: Ernährung von Hund und Katze. Leitfaden für Tierärztinnen und Tierärzte; Schattauer Verlag, Stuttgart 1997

Chithra, P. et al.: Influence of Aloe Vera on collagen characteristics in healing dermal wounds in rats; in: Mol. and Cell. Biochem., 181(1-2), S. 71 – 76, 1998

CHITHRA, P. ET AL.: Influence of Aloe Vera on collagen turnover in healing of dermal wounds in rats; in: Indian J. of Exp. Biology, 36(9), S. 896 – 901, 1998

CHITHRA, P. ET AL.: Influence of Aloe Vera on the glycosaminoglycans in the matrix of healing dermal wounds in rats; in: J. of Ethnopharmacology, 59(3), S. 179 – 186, 1998

CHITHRA, P. ET AL.: Influence of Aloe Vera on the healing of dermal wounds in diabetic rats; in: J. of Ethnopharmacology, 59(3), S. 195 – 201, 1998

CHOI, S. W. ET AL.: The wound-healing effect of a glycoprotein fraction isolated from Aloe Vera; in: British J. of Dermatology, 145(4), S. 535 – 545, 2001

COATS, B. C.; HOLLAND, R. E.: Creatures in our care – the veterinary uses of Aloe Vera; USA 1985

DARGARTZ, T.: Aloe Vera – eine Pflanze mit tausend Talenten; in: Die Welt online, 10. 5. 2002

DAVIS, R. H. ET AL.: Aloe Vera and the inflamed synovial pouch model; in: J. of Am. Podiatr. Med. Ass., 82(3), S. 140 – 148, 1992

DAVIS, R. H. ET AL.: Anti-inflammatory and wound healing activity of a growth substance in Aloe Vera; in: J. of Am. Podiatr. Med. Ass., 84(2), S. 77 – 81, 1994

DAVIS, R. H. ET AL.: Isolation of a stimulatory system in an Aloe extract; in: J. of Am. Podiatr. Med. Ass., 81(9), S. 473 – 478, 1991

DAVIS, R. H. ET AL.: Wound healing – oral an topical activity of Aloe Vera; in: J. of Am. Podiatr. Med. Ass., 79 (11), S. 559 – 562, 1989

DAVIS, R. H.; MARO, N. P.: Aloe Vera and gibberellin – anti-inflammatory activity in diabetes; in: J. of Am. Podiatr. Med. Ass., 79(1), S. 24 – 26, 1989

DAVIS R. H. ET AL.: Topical effect of aloe with ribonucleic acid and vitamin C on adjuvant arthritis; in: J. of Am. Podiatr. Med. Ass., 75(5), S. 229 – 237, 1985

DJERABA, A.; QUERE, P.: In vivo macrophage activation in chickens with acemannan...; in: Int. J. of Immunopharmacology, 22(5), S. 365 – 372, 2000

ESTEBAN, A. ET AL.: Peroxidase activity in Aloe barbadensis commercial gel: probable role in skin protection; in: Planta Medica, 66(8), S. 724 – 727, 2000

FENNELL, J.: Mit Hunden sprechen; Econ Ullstein List Verlag, München 2002

FINNEGAN, J.; SCHMID, R.: Aloe Vera – das Geschenk der Natur an uns alle; Verlag Ernährung und Gesundheit, München 2002

GAUNTT, C. J. ET AL.: Aloe polymannose enhances anti-coxackievirus antibody titres in mice; in: Phythother. Res., 14(4), S. 262 – 266, 2000

GHANNAM, N. ET AL.: The antidiabetic activity of Aloes: preliminary clinical and experimental observations; in: Hormone Res., 24(4), S. 288 – 294, 1986

GRÄFEN, U.: Das Geheimnis der Pflanze der Unsterblichkeit; in: Ärzte Zeitung online, 27. 6. 2002

GREEN, P.: Aloe Vera extracts in equine clinical practice; in: Veterinary Times, 26(9), 1996

GRINDLAY, D.; REYNOLDS, T.: The Aloe Vera phenomenon; in: J. of Ethnopharmacology, 16(2-3), S. 117 – 151, 1986

HEGGERS, J. P. ET AL.: Beneficial effects of Aloe on wound healing in an excisional wound model; in: J. of Altern. and Complem. Medicine, 2(2), S. 271 bis 277, 1996

HEGGERS, J. P. ET AL.: Experimental and clinical observations on frostbite; in: Annals of Emergency Medicine, 16(9), S. 1056 – 1062, 1995

JAIN, A.; BASAL, E.: Inhibition of propionibacterium acnes-induced mediators of inflammation by indian herbs; in: Phytomedicine, 10(1), S. 34 – 38, 2003

KIM, H. S. ET AL.: In vitro chemopreventive effects of plant polysaccharides; in: Carcinogenesis, 20(8), S. 1637 – 1640, 1999

KIM, H. S.; LEE, B. M.: Inhibition of benzopyrene-DNA adduct formation by Aloe barbadensis Miller; in: Carcinogenesis, 18(4), S. 771 – 776, 1997

KLEIN, A. D.; PENNEYS, N. S.: Aloe Vera; in: J. of the Am. Acad. of Dermatology, 19(1), S. 82, 1988

LEE, C. K. ET AL.: Prevention of ultraviolet radiation-induced suppression of contact hypersensitivity by Aloe Vera gel components; in: Int. J. of Immunopharmacology, 21(5), S. 303 – 310, 1999

MEINTRUP, M.: Natürlich behandeln mit Aloe Vera; Südwest-Verlag, München 1997

MEYER, H.; ZENTEK, J.: Hunde richtig füttern; Ulmer Verlag, Hannover 1996

MEYER, U.: Aloe erfrischt die Haut; im Internet unter www.pta-forum.de, GOVI-Verlag, 2001

MILLER, M. B.; KOLTAI, P. J.: Treatment of experimental frostbite with pentoxifylline and Aloe Vera cream; in: Arch. of Otolaryngology – Head & Neck Surgery, 121(6), S. 678 – 680, 1995

NORTHWAY, R. B.: Experimental use of Aloe Vera extract in clinical practice; in: Vet. Med. Small Animal Clinician, 70(1), S. 89, 1975

OKYAR, A. ET AL.: Effect of Aloe Vera leaves on blood glucose level in type I and type II diabetic rat models; in: Phytother. Res., 15(2), S. 157 – 161, 2001

PEUSER, M.: Aloe – Kaiserin der Heilpflanzen; St. Hubertus, 2000

PEUSER, M.: Pro Aloe Vera; Bericht im Internet (www.greenseek.de/aloe-vera-barbadensis-mill.html), 2003

PUGH, N. ET AL.: Characterization of aloeride, a new high-molecular-weight polysaccharide from Aloe Vera with potent immunostimulatory activity; in: Agricult. and Food Chem., 49(2), S. 1030 – 1034, 2001

PULSE, T.: A significant improvement in a clinical pilot study utilizing nutritional supplements, essential fatty acids and stabilized Aloe Vera juice in 29 HIV seropositive, ARC and AIDS patients; in: J. of Advanc. in Medicine, 3(4), 1990

QIU, Z. ET AL.: Modified Aloe barbadensis polysaccharide with immunoregulatory activity; in: Planta Medica, 66(2), S. 152 – 156, 2000

RAHN-HUBER, U.: Natürlich heilen und pflegen mit Aloe Vera; Verlag W. Ludwig, München 1999

REYNOLDS, T.; DWECK A. C.: Aloe Vera leaf gel: a review update; in: J. of Ethnopharmacology, 68(1-3), S. 3 – 37, 1999

Saito, H. et al.: Pharmacological studies on a plant lectin aloctin A; in: Jap. J. of Pharmacology, 32(1), S. 139-142, 1982

Schweizer, M.: Aloe – die Pflanze, die pflegt und heilt; APB, Paris 1999

Sheets, M. A. et al.: Studies of the effect of acemannan on retrovirus infections...; in: Molec. Biother., 3(1), S. 41 – 45, 1991

Singh, R. P. et al.: Chemomodulatory action of Aloe Vera on the profiles of enzymes associated with carcinogen metabolism and antioxidant status regulation in mice; in: Phytomedicine, 7(3), S. 209 – 219, 2000

Strickland, F. M. et al.: Inhibition of UV-induced immune suppression and interleukin-10-production by plant oligosaccharides and polysaccharides; in: Photochemistry and Photobiology, 69(2), S. 141 – 147, 1999

Strickland, F. M. et al.: Prevention of ultraviolet radiation-induced suppression of contact and delayed hypersensitivity by Aloe barbadensis gel extract; in: J. of Invest. Dermatology, 102(2), S. 197 – 204, 1994

Stuart, R. W. et al.: Upregulation of phagocytosis and candidicidal acitivity of macrophages exposed to the immunostiumulant acemannan; in: Int. J. of Immunopharmacology, 19(2), S. 75 – 82, 1997

Sydiskis, R. J. et al.: Inactivation of enveloped viruses by anthraquinones extracted from plants; in: Antimicrobial Agents Chemother., 35(12), S. 2463 – 2466, 1991

Syed, T. A. et al.: Management of psoriasis with Aloe Vera extract in a hydrophilic cream...; in: Trop. Medicine and Int. Health., 1(4), S. 505 – 509, 1996

Thomas, D. R. et al.: Acemannan hydrogel dressing versus saline dressing for pressure ulcers; in: Advances in Wound Care, 11(6), S. 273 – 276, 1998

Urch, D.: Aloe Vera – nature´s gift. Aloe Vera in veterinary practice; Blackdown Publications, Bristol, Great Britain 1999

Visuthikosol, V. et al.: Effect of Aloe Vera gel to healing of burn wound; in: J. of Med. Ass. Thai., 78(8), S. 403 – 409, 1995

Vogler, B. K.; Ernst, E.: Aloe Vera – a systematic review of its clinical effectiveness; in: British J. of Gen. Pract., 49(447), S. 823 – 828, 1999

WANG, Z. ET AL.: Study on antitumor effect and mechanism of Aloe polysaccharides; in: Zhong Yao Cai, 24(5), S. 350 – 353, 2001

WERTHMANN, K.: Ratgeber für Allergiker und chronisch Kranke; Semmelweis-Verlag, Hoya 1998

WIRTH, W.: Mit Aloe heilen; Ennsthaler Verlag, Steyr 2002

WOMBLE, D.; HELDERMAN, J. H.: Enhancement of allo-responsiveness of human lymphocytes by acemannan; in: Int. J. of Immunopharmacology, 10(8), S. 967 – 974, 1988

YAGI, A. ET AL.: Effect of Aloe lectin on deoxyribonucleic acid synthesis in baby hamster kidney cells; in: Experientia 41(5), S. 669 – 671, 1985

YEH, G. Y. ET AL.: Systematic review of herbs and dietary supplements for glycemic control in diabetes; in: Diabetes Care, 26(4), S. 1277 – 1294, 2003

YOSHIMOTO, R. ET AL.: Plant lectin, ATF1011, on the tumor cell surface augments tumor-specific immunity through activation of T cells specific for the lectin; in: J. of Canc. Immunology, Immunother., 25(1), S. 25 – 30, 1987

ZHANG, L.; TIZARD, I. R.: Activation of a mouse macrophage cell line by acemannan; in: Immunopharmacology, 35(2), S. 119 – 128, 1996

Register